国家卫生和计划生育委员会"十二五"规划教材
全国卫生职业教育教材建设指导委员会"十二五"规划教材
全国高职高专院校教材
供护理、助产专业用

护理管理学基础

主　编　郑翠红

副主编　潘　杰

编　者（按姓氏笔画排序）

宁晓东（荆门市第一人民医院）

叶向红（金华市中心医院）

何荣会（重庆医药高等专科学校）

李华萍（福建卫生职业技术学院附属医院）

邹益群（莆田学院）

郑翠红（福建卫生职业技术学院）

詹文娴（襄阳职业技术学院医学院）

潘　杰（佛山科学技术学院医学院）

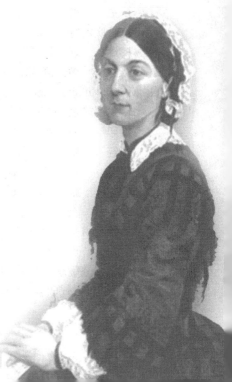

人民卫生出版社

图书在版编目(CIP)数据

护理管理学基础/郑翠红主编. —北京:人民卫生出版社,
2014.1

ISBN 978-7-117-18363-5

Ⅰ.①护… Ⅱ.①郑… Ⅲ.①护理学-管理学-高等职业
教育-教材 Ⅳ.①R47

中国版本图书馆 CIP 数据核字(2013)第 273886 号

人卫社官网　**www. pmph. com**	出版物查询,在线购书
人卫医学网　**www. ipmph. com**	医学考试辅导,医学数据库服务,医学教育资源,大众健康资讯

护理管理学基础

主　　编:郑翠红
出版发行:人民卫生出版社 (中继线 010-59780011)
地　　址:北京市朝阳区潘家园南里 19 号
邮　　编:100021
E - mail:pmph @ pmph. com
购书热线:010-59787592　010-59787584　010-65264830
印　　刷:尚艺印装有限公司
经　　销:新华书店
开　　本:850×1168　1/16　　印张:9　　插页:8
字　　数:241 千字
版　　次:2014 年 1 月第 1 版　2016 年 10 月第 1 版第 7 次印刷
标准书号:ISBN 978-7-117-18363-5/R·18364
定　　价:26.00 元

打击盗版举报电话:010-59787491　**E-mail:WQ @ pmph. com**
　　　　(凡属印装质量问题请与本社市场营销中心联系退换)

修订说明

第一轮全国高职高专护理专业卫生部规划教材出版于 1999 年,是由全国护理学教材评审委员会和卫生部教材办公室规划并组织编写的"面向 21 世纪课程教材"。2006 年第二轮教材出版,共 23 种,均为卫生部"十一五"规划教材;其中 8 种为普通高等教育"十一五"国家级规划教材,《基础护理学》为国家精品教材。本套教材是我国第一套高职高专护理专业教材,部分教材的读者已超过百万人,为我国护理专业发展和高职高专护理人才培养作出了卓越的贡献!

为了贯彻全国教育工作会议、《国家中长期教育改革和发展规划纲要(2010—2020 年)》、《教育部关于"十二五"职业教育教材建设的若干意见》等重要会议及文件精神,在全国医学教育综合改革系列精神指引下,在护理学成为一级学科快速发展的前提下,全国卫生职业教育护理类专业教材评审委员会于 2012 年开始全国调研,2013 年团结全国 25 个省市自治区 99 所院校的专家规划并共同编写完成第三轮教材。

第三轮教材的目标是"服务临床,立体建设,打造具有国内引领、国际领先意义的精品高职高专护理类专业教材"。本套教材的编写指导思想为:①坚持国家级规划教材的正确出版方向。②坚持遵循科学规律,编写精品教材。③坚持职业教育的特性和特色。④坚持护理学专业特色和发展需求,实现"五个对接":与服务对象对接,体现以人为本、以病人为中心的整体护理理念;与岗位需求对接,贯彻"早临床、多临床、反复临床",强化技能实训;与学科发展对接,更新旧的理念、理论、知识;与社会需求对接,渗透人文素质教育;与执业考试对接,帮助学生通过执业考试,实现双证合一。⑤坚持发挥教材评审委员会的顶层设计、宏观规划、评审把关的作用。⑥坚持科学地整合课程,构建科学的教材体系。⑦坚持"三基五性三特定"。⑧坚持人民卫生出版社"九三一"质量控制体系。⑨坚持"五湖四海"的精神,建设创新型编写团队。⑩坚持教学互长,教材学材互动,推动师资培养。

本套教材的特点为:

1. **教材体系创新** 全套教材包括主教材、配套教材、网络增值服务平台、题库 4 个部分。主教材包括 2 个专业,即护理、助产;5 个模块,即职业基础模块、职业技能模块、人文社科模块、能力拓展模块、临床实践模块;38 种教材,其中修订 23 种,新编 15 种。以上教材均为国家卫生和计划生育委员会"十二五"规划教材,其中 24 种被确定为"十二五"职业教育国家规划教材立项选题。

2. **教材内容创新** 本套教材设置了学习目标、导入情景/案例、知识拓展、课堂讨论、思考与练习等栏目,以适应项目学习、案例学习等不同教学方法和学习需求;注重吸收护理行业发展的新知识、新技术、新方法;丰富和创新实践教学内容和方法。

3. **教材呈现形式创新** 本套教材根据高职高专护理类专业教育的特点和需求,除传统的纸质教材外,创新性地开发了网络增值服务平台,使教材更加生活化、情景化、动态化、形象化。除主教材外,开发了配合实践教学、护士执业考试的配套教材,实现了教材建设的立体化。

4. **教材编写团队创新** 教材编写团队新增联络评审委员、临床一线护理专家,以保证教材有效的统筹规划,凸显权威性、实用性、先进性。

全套教材将于 2014 年 1 月出版,供全国高职高专院校使用。

教材目录

说明：

- 职业基础模块：分为传统和改革 2 个子模块，护理、助产专业任选其一。
- 职业技能模块：分为临床分科、生命周期、助产 3 个子模块，护理专业在前两个子模块中任选其一，助产专业选用第三个子模块。
- 人文社科模块：护理、助产专业共用。
- 能力拓展模块：护理、助产专业共用。
- 临床实践模块：分为护理、助产 2 个子模块，供两个专业分别使用。

序号	教材名称	版次	主编	所供专业	模块	配套教材	评审委员
1	人体形态与结构	1	牟兆新 夏广军	护理、助产	职业基础模块 I	√	路喜存
2	生物化学	1	何旭辉	护理、助产	职业基础模块 I	√	黄 刚
3	生理学	1	彭 波	护理、助产	职业基础模块 I	√	赵汉英
4	病原生物与免疫学※	3	刘荣臻 曹元应	护理、助产	职业基础模块 I	√	陈命家
5	病理学与病理生理学※	3	陈命家 丁运良	护理、助产	职业基础模块 I	√	吕俊峰
6	正常人体结构※	3	高洪泉	护理、助产	职业基础模块 II	√	巫向前
7	正常人体功能※	3	白 波	护理、助产	职业基础模块 II	√	巫向前
8	疾病学基础※	1	胡 野	护理、助产	职业基础模块 II	√	杨 红
9	护用药理学※	3	陈树君 秦红兵	护理、助产	职业基础模块 I、II 共用	√	姚 宏
10	护理学导论※	3	李晓松	护理、助产	职业基础模块 I、II 共用		刘登蕉
11	健康评估※	3	刘成玉	护理、助产	职业基础模块 I、II 共用	√	云 琳
12	基础护理学※	3	周春美 张连辉	护理、助产	职业技能模块 I、II、III 共用	√	姜安丽
13	内科护理学※	3	李 丹 冯丽华	护理、助产	职业技能模块 I、III 共用	√	尤黎明
14	外科护理学※	3	熊云新 叶国英	护理、助产	职业技能模块 I、III 共用	√	李乐之 党世民
15	儿科护理学※	3	张玉兰	护理、助产	职业技能模块 I、III 共用	√	涂明华
16	妇产科护理学	3	夏海鸥	护理	职业技能模块 I	√	程瑞峰

序号	教材名称	版次	主编	所供专业	模块	配套教材	评审委员
17	眼耳鼻咽喉口腔科护理学 ※	3	陈燕燕	护理、助产	职业技能模块Ⅰ、Ⅲ共用	√	姜丽萍
18	母婴护理学	2	简雅娟	护理	职业技能模块Ⅱ	√	夏海鸥
19	儿童护理学	2	臧伟红	护理	职业技能模块Ⅱ	√	梅国建
20	成人护理学 ※	2	张振香 蔡小红	护理	职业技能模块Ⅱ	√	云 琳
21	老年护理学 ※	3	孙建萍	护理、助产	职业技能模块Ⅰ、Ⅱ、Ⅲ共用	√	尚少梅
22	中医护理学 ※	3	温茂兴	护理、助产	职业技能模块Ⅰ、Ⅱ、Ⅲ共用	√	熊云新
23	营养与膳食 ※	3	季兰芳	护理、助产	职业技能模块Ⅰ、Ⅱ、Ⅲ共用		李晓松
24	社区护理学	3	姜丽萍	护理、助产	职业技能模块Ⅰ、Ⅱ、Ⅲ共用	√	尚少梅
25	康复护理学基础	1	张玲芝	护理、助产	职业技能模块Ⅰ、Ⅱ、Ⅲ共用		李春燕
26	精神科护理学 ※	3	雷 慧	护理、助产	职业技能模块Ⅰ、Ⅱ、Ⅲ共用	√	李 莘
27	急危重症护理学 ※	3	王惠珍	护理、助产	职业技能模块Ⅰ、Ⅱ、Ⅲ共用		李春燕
28	妇科护理学 ※	1	程瑞峰	助产	职业技能模块Ⅲ	√	夏海鸥
29	助产学	1	魏碧蓉	助产	职业技能模块Ⅲ	√	程瑞峰
30	优生优育与母婴保健	1	宋小青	助产	职业技能模块Ⅲ		夏海鸥
31	护理心理学基础 ※	2	李丽华	护理、助产	人文社科模块		秦敬民
32	护理伦理与法律法规 ※	1	秦敬民	护理、助产	人文社科模块		王 瑾
33	护理礼仪与人际沟通 ※	1	秦东华	护理、助产	人文社科模块		秦敬民
34	护理管理学基础	1	郑翠红	护理、助产	能力拓展模块		李 莘
35	护理研究基础	1	曹枫林	护理、助产	能力拓展模块		尚少梅
36	传染病护理 ※	1	张小来	护理、助产	职业技能模块Ⅱ	√	尤黎明
37	护理综合实训	1	张美琴 邢爱红	护理、助产	临床实践模块Ⅰ、Ⅱ共用		巫向前
38	助产综合实训	1	金庆跃	助产	临床实践模块Ⅱ		夏海鸥

注:凡标"※"者已被立项为"十二五"职业教育国家规划教材。

主编简介与寄语

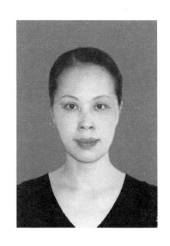

郑翠红，副教授，主任护师，现任福建卫生职业技术学院护理系主任兼附属医院护理部主任。从事临床护理工作30余年，护理管理工作20余年，护理教学工作25年，主要承担《护理管理》、《护理教育》、《社区护理》、《老年护理》的教学工作。先后主持并完成省厅级课题6项，撰写学术论文40余篇，主编及参编教材11部。

兼任中华护理学会理事、老年护理专业委员会副主任委员，福建省护理学会副理事长兼秘书长、老年护理专业委员会主任委员。

写给同学们的话——

王国维先生说过，读书有三个境界："昨夜西风凋碧树，独上高楼，望尽天涯路。"此为第一境也；"衣带渐宽终不悔，为伊消得人憔悴。"此为第二境也；"众里寻他千百度，蓦然回首，那人却在灯火阑珊处。"此为第三境也。希望同学们本着勤奋、严谨、求实、创新的精神，努力汲取知识的养分，在实践过程中，蓦然回首之际，能够领悟到那些知识就在这灯火阑珊之中。

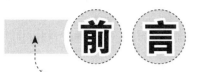

前　言

　　《护理管理学基础》是将管理学的理论、方法与护理管理实践相结合的应用型学科，作为高职高专护理类专业的必修课，是提高护生人文素质修养的主干课程，也是护士执业资格考试的重要内容。教材编写以学生为主体，以护生职业生涯发展为落脚点，注重护生职业素养的培养；编写团队中护理行业专家占50%，编写内容对接行业标准，与国家卫生和计划生育委员会最新行业标准要求接轨，内容丰富，重难点突出，目标具体明确。本书编写紧扣高素质技能型、应用型现代护理人才的培养目标，把握内容的深度、广度及侧重点，既保证知识的完整性和系统性，又突显高职高专护理教育"必需"、"够用"的特点。

　　本教材共有8章，内容包括管理与管理学基础、医院护理组织管理、护理规划与决策、护理人员招募与培养、岗位设置与绩效管理、领导与协调、护理质量管理与控制、护理服务与护理安全。主要突出以下特色：一是理论与实践紧密结合，将临床护理管理者在管理过程中的鲜活案例贯穿于全文中，帮助学生理解管理学的基本知识和理论，注重学生护理质量、安全等意识的养成。二是紧密结合护理岗位管理、绩效考核、护士分层培训等相关内容，让学生能更好地贴近临床。三是具有丰富临床经验的专家参与编写，使知识、技能更贴近临床，充分体现"必需"、"够用"的职业教育理念。四是课后练习及思考题按照护士执业考试要求，注重案例解析、能力培养，提高护生对临床实际问题的分析能力和解决问题的能力。五是将经典案例及临床的行业标准嵌入到正文及扩展阅读中。

　　本教材在编写过程中，凝聚了全体编者的智慧和心血，同时也得到了各参编单位领导和同事的大力支持，在此一并表示诚挚的感谢。

　　由于编者的能力和水平有限，教材难免存在疏漏之处，敬请广大师生、护理同仁及广大读者批评指正。

郑翠红

2013 年 11 月

目 录

第一章 管理与管理学基础

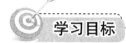

学习目标

1. 掌握管理及护理管理的概念、管理的职能。
2. 熟悉管理的基本要素、基本原则、各管理理论的主要观点、各管理基本原理与原则的主要内容。
3. 了解管理的必要性及作用、管理理论的发展。
4. 能够应用科学管理理论和行为科学理论解决护理管理问题。
5. 具有应用相应管理原理与原则实现组织管理目标的能力。

第一节 概　　述

一、管理与管理学

（一）管理与管理学的概念

1. 管理（management）　是管理者为实现组织目标,对组织内部资源进行计划、组织、人力资源管理、领导、控制,以取得最大组织效益的动态活动过程。

管理是管理者与被管理者共同实现既定目标的活动过程,其基本含义包括:①管理的宗旨是实现组织目标,管理是一个有目的、有意识的行为过程;②管理的核心是计划、组织、人力资源管理、领导和控制这五大职能的实现;③管理的基础是对人、财、物、时间、空间、信息等各种资源的合理使用和分配;④管理的重点是明确目标和正确决策;⑤管理的作用是使投入的成本效益最大化。

2. 护理管理（nursing management）　是以提高护理服务质量和工作效率为主要目的的工作过程。世界卫生组织（WHO）对护理管理的定义为:护理管理是系统地利用护士的潜在能力和有关的其他人员或设备、环境和社会活动来提高人们的健康水平的过程。

3. 管理学（science of management）　是自然科学和社会科学相互交叉而产生的一门边缘学科,主要研究人类管理活动的基本规律及其应用。它既是一门具有规范意义的理论学科,也是一门对管理实践具有实际指导意义的应用学科。

4. 护理管理学（science of nursing management）　是一门研究护理管理活动的普遍规律、基本原理和一般方法的学科,是管理学在护理领域中的具体应用,使护理管理更趋科学化、专业化和效益化,以提高护理管理的水平和质量。它既是卫生事业管理的分支学科,也是现代护理的分支学科。

（二）管理的基本特征

1. 管理的二重性　管理具有自然属性和社会属性。
（1）管理的自然属性:指管理不因生产关系、社会文化的变化而变化,只与生产力水平相

1

关。自然属性是管理的共性,它告诉我们可以大胆地引进国外成熟的管理经验,以迅速提高我国的管理水平。

(2)管理的社会属性:指人们在一定的生产关系、社会文化、政治、经济制度中必然要受到生产关系的制约和社会文化、政治、经济制度影响的特性。社会属性是管理的特殊性和个性,它告诉我们不能全盘照搬国外的做法,必须结合国情,建立有中国特色的管理模式。

2. 管理的科学性和艺术性 管理的科学性和艺术性是相辅相成的。

(1)管理的科学性:指管理者在管理活动中遵循管理的原理、原则,按照管理的客观规律解决管理中实际问题的行为活动过程。管理活动具有其内在、共同的规律性,具有普遍适用的一般性原则,是一项专门的业务活动,管理活动必须建立在科学基础之上才能有效地进行。管理的科学性体现了管理的客观规律性,反对经验论。

(2)管理的艺术性:指管理者在实践中充分发挥创造性,熟练地运用管理知识,并因地制宜地采用不同的管理方法和技能达到预期管理效果的管理行为。管理活动的动态发展变化决定了管理的随机性和灵活性。管理的艺术性还体现在管理活动中管理者个人在解决管理问题时方法的创新性和多样性。管理的艺术性体现了管理的实践性,反对模式论。

二、管理的基本要素

(一)管理主体

管理主体是指从事管理活动的人员。组织中的管理主体由两类人构成:①组织的高层管理人员:通常是组织中的核心人物,如医院的护理副院长或护理部主任;②组织的中层管理人员和基层管理人员:通常是组织中的骨干人物,如医院的科护士长或病房护士长。

(二)管理客体

管理客体是指管理活动所作用的对象,包括人、财、物、时间、空间和信息等组织管理所拥有的资源,其中人是管理的主要对象,也是组织中的第一资源。

(三)管理目标

管理目标是指管理活动的努力方向和所要达到的目的,是决定任何管理行动的先决条件,贯穿于整个管理活动的始终,渗透在各项具体组织活动中,是衡量管理活动是否合理的标尺。没有目标,就没有管理。

(四)管理方法和手段

管理方法是指为了达到管理目标和实现管理职能,管理者作用于管理对象的工作方式和方法;管理手段是指管理者在管理中所采用的物质条件和管理工具。管理手段侧重于"硬件",如信息化的程度、计算机的使用等;管理方法侧重于"软件",是管理者在长期的实践中摸索出的行之有效的方法。两者是相辅相成的。常用的管理方法有行政方法、经济方法、教育方法、法律方法及数量分析方法等。

三、管理的职能

1916 年,法国管理学家亨利·法约尔提出,所有的管理者应履行计划、组织、指挥、协调和控制 5 种管理职能。20 世纪 50 年代,美国管理学家哈罗德·孔茨和西里尔·奥唐奈提出了计划、组织、人员配备、领导和控制 5 种管理职能。本书将从以下 5 个方面来阐述管理职能。

1. 计划职能 是管理最基本的职能,包括确定组织目标和选择实现目标的途径。管理者根据计划从事组织、领导及控制工作等活动,以达到预定目标。为确保组织中各项活动有效、协调地进行,必须有严密、统一的计划。具体而言就是要确定做什么(what)、为什么做

(why)、谁来做(who)、何时做(when)、何地做(where)和如何做(how)。

2. 组织职能 指为实现预定目标,根据计划科学安排组织的各种资源,设计和维持合理的组织结构,包括组织设计、人员配置和组织变革三部分。

3. 人力资源管理职能 指管理者根据组织管理内部的人力资源供需状况所进行的人员招募与遴选、培训、使用和评价的活动过程,包括选人、育人、用人、评人和留人这五方面,以保证组织任务顺利完成。

4. 领导职能 是使各项管理职能有效的实施、运转并取得实效的统率职能。护理管理的领导职能就是管理者引导护理团队齐心协力实现组织目标的过程。发挥领导职能的关键是正确运用领导者的影响力,有效激励下属的工作自主性、积极性和创造性,提高工作效率,确保组织目标的实现。

5. 控制职能 指根据既定目标和标准对组织活动进行监督、检查,在发现偏差时采取纠正措施,以达到预期目标。控制工作是一个延续不断、反复进行的过程,目的在于保证组织实际的活动及其成果同预期目标相一致。控制的核心是保证组织目标的实现。

四、管理的必要性及作用

(一)管理的必要性

1. 管理的普遍存在性 现代社会是一个"机构化的社会",绝大多数人都在特定的组织中工作与生活,一切重大的社会运作都是通过各种组织机构(如政府、军队、企业、医院、学校、银行等)来操作的。所有的组织都需要管理,并且都需要管理人员负责执行管理任务。因此,管理无处不在,它在人们的社会生活中起着十分重要的作用,关系到我们每个人的切身利益。

2. 管理的普遍需要性 任何组织要想实现发展目标,都离不开全体成员的共同努力。只有通过管理,才能把各个成员的目标引向组织的发展目标,把无数分力组成方向一致的合力。因此,实现社会发展预期目标离不开管理。若管理不善,组织将成为一盘散沙,能否生存都成问题,更谈不上实现预期的发展目标。

(二)管理的作用

1. 管理是个人竞争力 不管在未来的职业生涯规划中是否打算成为管理者,我们最终都必然是在组织中生活和工作的,都要与合作伙伴共事。学习管理有助于我们处理好与共事者的关系,在竞争中体现自身的优势与价值,充分发挥管理职能,提高管理效率,在竞争中获胜。

2. 管理是企业发展力 随着市场竞争的日趋激烈,企业发展力决定了它能否生存和不断发展。企业的发展力取决于许多因素,如产品、生产效率、创新能力、售后服务等,这些因素均与企业的管理水平有关。因此,管理水平的高低决定了企业发展力的强弱。

3. 管理是社会生产力 过去,人们一直认为生产力的构成要素只包括劳动力和劳动资料这类"硬"要素。然而,在以社会化大生产为基础的社会里人们发现,管理产生的协作力使集体劳动的效率大大高于成员单独劳动效率的叠加,管理使得劳动者、劳动资料和劳动对象有机地结合起来而构成现实的生产力。可以说,社会生产力的发展为管理学的发展创造了条件和提供了机会,而管理的发展又进一步推动了社会生产力的发展,两者相辅相成。

4. 管理是国家发展的推动力 国家也是一个组织,管理的好坏是国家能否实现稳定、协调、持续和快速发展的重要因素。因此,对于一个国家来说,不仅要重视技术等硬实力的提高,也要注重管理等软实力的提高,以发挥管理对国家发展的推动作用。

第二节　管理的基本理论及应用

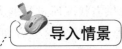 **导入情景**

工作情景：

护士小李是神经内科的总带教,张护士长安排她下午给实习护生进行基础护理和专科护理技能培训,可护理部王主任让她下午到护理部准备市级护理学术交流会的资料。小李听后不知所措。

请思考：

1. 护士小李为什么不知所措?

2. 护理部王主任对护士小李的指令是否违背了管理理论?

一、管理理论的发展

自从有了人类组织活动,就有了管理活动。管理活动的形成和发展经历了管理实践、管理思想和管理理论的漫长过程。管理思想源于管理实践,是对管理经验的概括和总结。管理理论是对管理实践中积累起来的管理经验进行提炼和升华,逐步形成对管理活动的系统化认识;受管理活动所处历史环境与阶段的影响,管理理论又反作用于管理实践,对管理实践起指导和推动作用。

管理理论的发展主要经历了古典管理理论阶段(19 世纪末至 20 世纪 30 年代)、行为科学理论阶段(20 世纪 30~60 年代)和现代管理理论阶段(20 世纪 60~80 年代)。近年来,也有管理学家将 20 世纪 80 年代至今称为当代管理理论阶段。本节重点介绍各阶段的代表理论。

二、管理理论

(一) 古典管理理论

1. 泰勒的科学管理理论　费雷德里克·泰勒(Frederick W Taylor,1856—1915)——美国古典管理学家、科学管理理论的创始人,被称为"科学管理之父"。他主要通过搬运生铁试验、铁锹试验、金属切割试验来研究如何提高工人的劳动生产率和组织的管理效率。1911 年出版的《科学管理原理》标志着科学管理理论的形成。该理论的主要观点如下:

(1)效率至上:观察和分析工人工作过程中的每个动作细节及其所花费的时间,据此制订科学的操作方法,以规范工作活动和工作定额。

(2)挑选及培训一流员工:细致地挑选工人,并培训他们使用标准的操作方法,以提高劳动生产效率。

(3)劳资双方共同协作:真诚地与工人们合作,确保劳资双方均能通过提高生产效率得到好处。

(4)实行奖励性报酬制度:在工资制度上实行差别计件制。根据工人完成工作定额的情况支付工资,激励工人努力工作。

(5)计划职能与执行职能分开:明确管理者和工人各自的工作和职责,把管理工作称为计划职能,工人劳动称为执行职能,以科学管理方法取代经验管理方法。

2. 法约尔的管理过程理论　亨利·法约尔(Henri Fayol,1841—1925),法国人,管理过

笔记

4

程学派的鼻祖,被称为"管理过程之父"或"现代经营管理之父"。他着重研究如何通过管理职能和高层管理工作来提高劳动生产率。1916 年出版的《工业管理与一般管理》是其主要代表作,标志着一般管理理论的诞生。该理论的主要观点如下:

(1)区别经营和管理:法约尔将管理活动从经营活动中提炼并认为管理是一种普遍存在的单独活动,有自己的知识体系,由各种职能构成,管理者通过完成各种管理职能来实现组织目标。

(2)明确提出管理的 5 项职能:法约尔将管理活动分为计划、组织、指挥、协调和控制,并进行了相应的分析和讨论,指出所有管理者在管理过程中都要履行这 5 项职能。

(3)倡导管理教育:法约尔认为每个人或多或少都需要管理的知识,管理能力可以通过教育来获得。

(4)提出管理的 14 项基本原则:①分工:通过分工可以提高管理工作的效率。②权力与职责相适应:有权力的地方就有责任,责任是权力的必然结果和必要补充。③纪律严明:必须遵守组织规则,良好的纪律由有效的管理造就。④统一指挥:下级人员只能接受有隶属关系的直接上级的指令。⑤统一领导:具有相同目标的组织活动应在同一管理者和同一计划的指导下进行。⑥个人利益服从集体利益:组织内任何个人或群体的利益均不应置于组织整体利益之上。⑦报酬公平:对下属的劳动付出必须付给合理的酬劳。⑧集权与分权相适应:权利集中或分散的问题在于管理者找到每种情况下最适合于该企业的集中或分散的程度。⑨等级链明确:从组织的最高层管理到最底层管理之间的职权代表一个等级链,信息应当按等级链传递;当等级链导致信息传递延迟时,则允许横向交流。⑩秩序:人员应放在最适合其能力发挥的工作岗位上。⑪公正原则:管理者应当善意、公正地对待下属。⑫人员稳定:管理者应掌握人员稳定和流动的合适度,以利于组织成员能力的充分发挥。⑬首创精神:鼓励和允许下属充分构想并实施其计划,以激励下属的工作热情。⑭团队精神:鼓励团队合作,构建和谐团队。

(二)行为科学理论

梅奥的人际关系理论:乔治·埃尔顿·梅奥(George Elton Mayo,1880—1949)美国行为科学家,人际关系理论的创始人。1927 年他在美国哈佛大学工商管理学院从事工商管理研究时,应邀到西方电气公司所属的霍桑工厂,主持组织管理与生产效率关系的试验,即"霍桑试验"。他在 1933 年发表了《工业文明的人类问题》,1945 年发表了《工业文明的社会问题》。这两本著作对霍桑试验进行了总结,也是梅奥人际关系学说的代表性论著。该理论的主要观点如下:

(1)工人是社会人:传统组织理论把人当作"经济人",认为金钱是刺激人积极性的唯一动力。梅奥则认为,人与人之间的友情、安全感、归属感和受人尊敬等更为重要。因此,不能单纯着眼于技术和物质条件管理,必须首先从社会及心理方面考虑合理的组织与管理。

(2)组织中存在非正式组织:传统组织理论只重视组织结构、职权划分、规章制度等正式组织的问题。但梅奥通过霍桑试验发现,任何组织中都存在着两种类型的组织:一种是正式组织,另一种是非正式组织。两种类型的组织相伴相生,相互依存。管理者必须正视非正式组织的存在,并利用它来影响人们的工作态度,为正式组织的活动和目标服务。

(3)新型管理者重视提高工人的满意度:传统组织理论认为,只要采用科学的作业方法、改善工作条件、实行合理的工资制度,就可以提高生产效率。梅奥通过试验证明,生产率能否提高,很大程度上取决于工人工作的积极性、主动性和协作精神,取决于对各种需要的满足程度,满足程度越高,士气就越高,劳动生产率也就越高。新型管理者应尽可能满足工人的需要,不仅要解决其物质生活或生产技术方面的问题,还要善于倾听工人意见,沟通上下级思想,适时和充分地激励工人,使正式组织的经济需要与非正式组织的社会需要取得平衡,最大可能提高工人士气,进而从根本上提高生产效率。

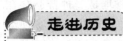 **走进历史**

霍桑试验

1924—1932年间,在西方电气公司所属的霍桑工厂,梅奥为测定各种有关因素对生产效率的影响程度进行了一系列试验,由此产生了人际关系理论。试验依次分为4个阶段:工场照明试验(1924—1927年)、继电器装配室试验(1927—1928年)、大规模的访问与调查(1928—1931年)及接线板接线工作室试验(1931—1932年)。通过霍桑试验,梅奥认为:人们的生产效率不仅要受到生理、物理方面等因素的影响,更重要的是受到社会环境、社会心理等方面的影响。

(三)现代管理理论的主要学派

1. 管理过程学派 又称管理职能学派,是由美国加利福尼亚大学的教授哈罗德·孔茨和西里尔·奥唐奈里奇提出的。该学派认为,无论组织性质和所处环境有何不同,管理人员所从事的管理职能是相同的。该学派将管理职能分为计划、组织、人事、领导和控制,而把协调作为管理的本质。

2. 管理科学学派 管理科学理论以系统的观点,运用数学、统计学方法和电子计算技术,为现代管理决策提供科学依据,通过计划和控制解决组织生产与经营中的问题。该理论是泰勒科学管理理论的继承和发展,其主要目标是探求最有效的工作方法或最优方案,以最短的时间、最少的投入,取得最佳的效果。

3. 决策理论学派 是在吸收行为科学、系统理论、运筹学和计算机程序等学科知识的基础上建立起来的。该学派认为,管理过程就是决策过程,管理的核心就是决策。西蒙为该学派的代表人物。

4. 系统理论学派 系统理论学派将组织作为一个有机整体,把各项管理业务看成相互联系的网络。该学派重视对组织结构和模式的分析,应用一般系统理论,全面分析和研究组织的管理活动和管理过程,并建立起系统模型以便分析。该学派的重要代表人物是美国著名的管理学家弗里蒙特·卡斯特。

5. 权变理论学派 该学派认为,组织管理要根据组织所处的内外条件随机应变,没有一成不变、普遍适用的"最好的"管理理论和方法。应根据不同的情景、组织类型、目标和价值,采取相应的管理手段和方法。卢桑斯是该学派的代表人物。

三、管理理论在护理管理中的应用

(一)科学管理理论在护理管理工作中的应用

 **案例描述**

规范新护士的护理操作技能

某三级甲等医院每年招收新入职的护士120人左右,这些新护士来自全国各地,护理操作欠统一。为提高新护士的护理操作技能,确保护理质量,满足病人需求,护理部要求各临床科室对轮科新护士的各项基础护理技能、专科护理技能及急救技能采取针对性的强化训练及考核。各科室采用以老带新的方式为每位新护士安排了一名工作5年以上的护士作为

笔记

带教老师。在带教老师的指导下,新护士的护理操作技能逐渐提高,但也发现下述问题:①对于同一个护理操作,不同科室的带教老师操作方法并不一致。②个别新护士觉得工作强度和压力大,缺少放松的时间和途径;休息时间少,睡眠不足;干得多却挣得少;对提高自身护理操作技能的积极性不高,进步缓慢,病人对其护理不满意,不愿意让新护士为自己服务,甚至遭到病人投诉。

案例解析

1. 存在的问题

(1)操作标准欠统一、规范。

(2)挑选带教老师不力。

(3)未充分考虑影响新护士工作积极性的相关因素。

(4)未使新护士明确自己操作技能掌握程度与受奖惩的关系。

2. 解决方案

(1)统一各项操作规范:护理部应制定全院《护理技能操作规范》及《护理操作技能考核标准》等,并建立带教老师—护士长—护理部三级护理操作技能质控体系,发挥其在护理技能培训中的检查、指导及考核作用,按操作标准统一规范全院护理人员的护理操作技能。

(2)严格选拔带教老师:要求带教老师必须专业思想稳定、综合素质良好,具有5年以上临床工作经验、护师以上职称,且历年来护理操作技能考核成绩均在90分以上,并定期进行带教培训,确保其操作准确、规范、熟练,以培养出合格的新护士。

(3)使新护士明确单位与其利益的一致性:为使新护士主动学习,护理管理者应充分考虑影响其工作积极性的相关因素,如工作强度和压力大、休息时间少、睡眠不足、同工不同酬、缺少发泄途径等。护理部可为新护士提供临床导师,选拔标准可与带教老师的选拔标准相同,可以与新护士在同一个科室,也可以与新护士不在同一个科室,且在新护士考核期间全程固定不变,这样可以更好地了解新护士的情况,及时采取有针对性的措施。护理部、团委或青年党支部等部门也可为新护士组织丰富多彩的业余活动,如成立"心灵加油站"、开展户外拓展训练等。在科学管理理论中,泰勒反复强调劳资双方建立和谐关系的重要性,认为雇主和工人的密切协作是现代科学管理的精髓。泰勒认为科学管理是一场深刻的"心智革命",是世界观的根本变革,即单位和其员工不再为现有财富如何分割而斗争,而是通过员工发挥最佳能力,单位为员工发挥最佳能力提供基本的条件。在临床工作中,新护士与其单位的利益是一致的。

(4)实行奖励性报酬制度:护理管理者应制定《护理操作技能考核奖惩制度》等相关文件,将考核成绩与新护士的奖金、转正等挂钩,新护士明确自己操作技能掌握程度与受奖惩的关系。也可定期举办护理操作技能竞赛,并推荐成绩优秀的新护士代表医院参加更高级别的护理操作技能竞赛,以激励新护士积极学习护理操作技能,促进其学习效果。

(二)行为管理理论在护理管理工作中的应用

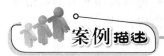 **案例描述**

应用人性化管理理论管理重症监护室病人家属

某医院重症监护室探视制度如下:

重症监护室多为高龄、危重、大手术术后病人,为减少院内感染,确保您及家人的安全,请遵守以下制度:①重症监护室实行全日制封闭管理制度,谢绝床旁陪护。②探视时间为每日下午4:30～5:00。③每次探视仅限一人,需戴口罩、帽子、穿鞋套、探视服。④根据医嘱需送饭者,家属可将饭送至门口,由护士负责喂饭。⑤每位病人需留一位直系亲属在重症监护室外等候,以便医护人员随时联系。⑥需了解病人病情者,请在探视时间内向主管医生咨询。⑦重症监护室内病人的护理由护理人员负责。

医护人员在工作中严格按照此探视制度规范病人家属的探视行为。但由于严格限制探视及陪护,家属被隔离于重症监护室之外,不能随时了解病人的病情变化及治疗和护理的详细过程。加之重症监护室病人的诊疗费用较高,家属的经济负担也日益加重,因此很容易造成医患矛盾或纠纷。

案例解析

1. 存在的问题　因严格执行探视制度,限制家属探视及陪护,而忽略了病人家属的下述需求:

(1)探视的需求:危重病人进入重症监护室后,家属会产生焦虑不安的情绪,担心不能及时了解病人病情,对其能否接受最佳的治疗和护理心存疑虑。家属迫切关心病人的生命安危,探视需求非常强烈,必须得到支持。

(2)信息的需求:重症监护室病人家属希望经常与医护人员交流,时刻想要知道病人的病情变化、治疗效果和预后等。

(3)对护理人员的要求:希望护士在监护过程中对病情变化能及时、准确、快速、有效地作出反应,并做好床单位整洁、病人清洁、安全防护、康复训练等基础护理工作,了解危重病人所需,认真细致地做好清醒病人的心理安抚工作。

(4)对自身应对的需求:家属的精力主要集中在病人病情上,有关自身舒适的需求对他们来说相对不重要,而家属自身应对的需求,如谈论不良情绪、允许大声哭叫、可以独处等则更加凸显。

2. 解决方案　在严格执行消毒隔离制度的前提下,充分发挥家属的积极作用,满足其精神和情感上的需要,给病人以支持和力量,同时提高自身素质和护理技能,熟练掌握急救技能,提高分析问题、解决问题的能力,将家属的怀疑降到最低。

(1)主动约谈制度:科室严格执行护士长、护理组长、责任护士在第一时间主动约谈家属的制度。这样能在第一时间了解病人家属的想法、对治疗的期望和护理的要求,以指导以后的护理工作。主动约谈制度也是一种情感投资,让家属有一种被关心和尊重的感觉,为建立和谐的护患关系奠定了良好基础,满足家属的心理需求。

(2)人性化的探视制度:传统的监护室探视制度较严格,根据人性化管理理论,可制订灵活、个性化的探视制度,如可酌情延长探视时间或增加探视次数,但同时应注重对病房环境的监测和消毒,严防交叉感染;尽量提前做好各种治疗操作,不在探视时间打扰家属以满足他们的需求。

(3)营造温馨的探视环境:本着人性化服务的原则,为家属创造良好的探视环境和舒适的休息场所。重症监护室应设置合理,使病人舒心、家属放心;在重症监护室附近设立家属休息室,使家属放松,以良好的心态去影响和感染病人。

(4)沟通交流艺术化:运用交流技巧,尊重家属,及时进行沟通,向其传递病人的病情变化和治疗进展情况,允许他们参与病人的治疗、护理、生活方面的商讨,安慰关心家属,满足其合理的要求,使其产生信任感。沟通中注意语气和谐,不用命令式的口吻。当家属对护士正常的工作不理解、语言不友好或情绪过激,甚至带有明显伤害性的言辞时,护士首先要控制住自己的情绪,调整好心态,注意多听对方的想法,要用平和的语调,灵活地运用语言沟通技巧表明自己的看法。同时注意运用非语言沟通技巧,随时观察家属的表情,便于及时发现对方不理智的行为,以免给自己造成伤害。

(5)健康教育人性化:建立以责任护士为核心,护理组长、护士长共同参与的健康教育制度。根据病人及家属的生活环境、文化层次、性格、素质等采取适合的健康教育方式,重视与他们的交谈与沟通。

(6)征求家属意见制度:定期征求病人及家属对护理工作的要求和意见并分析、总结,分辨问题的类型是共性问题,还是个性问题;是服务态度问题,还是病房环境、护理技术等问题;采取针对性的措施和个性化的护理进行解决,尽可能提升病人及家属的满意度。

(7)重视基础护理:应建立完善的基础护理要求及考核标准,做好各项基础护理工作。在探视之前,做好各种准备,使病人外在形象良好,取舒适卧位。探视期间尽可能减少心电监护仪、呼吸机、输液泵警报等影响。抢救其他病人时,尽量用屏风等隔开。

(8)回访性沟通与交流制度:病情稳定的病人回病房后,定期对其进行回访,与病房护士、病人及其家属进行沟通交流,体现出对他们的尊重与关心;同时倾听他们的反馈意见,以改进以后的工作。

第三节　现代管理的基本原理、原则

管理原理是管理理论的基础,着重研究管理学的基本理论、基本原理与基本原则。管理原理及原则是进行管理活动的行动指南,是实施管理职能的理论依据。

一、现代管理基本原理

(一)系统原理

系统是由相互作用、相互影响的若干部分或要素组成的具有特定功能的有机整体。系统具有整体性、层次性、目的性及环境适应性等特征。

1. 系统原理的主要内容　管理对象是一个动态的开放系统,该系统的每个基本要素都不是孤立存在的,而是根据整体目标相互联系,按一定结构组合在一起的,与其他各系统发生各种形式的联系。为实现管理目标,必须对管理对象进行细致的系统分析,从整体看部分,使部分服从整体。同时,管理对象也是其上级系统的一个构成部分,应从全局考虑,服从大局。

 知识拓展

> **护 理 系 统**
>
> 1. 护理工作运行子系统　指各护理单元通过开展每日护理活动,为护理质量提供保证。
>
> 2. 支持子系统　指由供应室、护理信息系统等支持单位组成的,为临床护理工作提供各种有效的人、财、物的支持系统。
>
> 3. 扩展子系统　通过开展护理科研、教学、培训,引进和开展护理新业务、新技术,加强人力资源的培训,发展专业内涵,拓展护理新领域的系统。

2. 系统原理在护理管理中的应用

(1)具有全局观念,落实优化管理:在错综复杂的护理工作中,不能片面地看问题,必须用系统分析的方法,具有全局观念,以充分发挥护理管理系统整体功能,实现其整体效应。在确定护理工作目标时,要正确处理组织内部与外部、局部与全局、眼前利益与长远利益的关系,以达到优化管理的目的。

(2)关注系统结构,实现管理目标:系统结构在发挥护理管理系统的整体功能中起着重要的作用。护理管理工作必须根据面临的不同环境、任务及内部条件,适时、适当地进行结构调整,确保管理目标的实现。

(二)人本原理

1. 人本原理的主要内容　人本原理就是以人为本的管理原理,在管理中把人看作最重要的资源,强调和重视人的作用。一切管理活动以人为核心,以调动人的工作积极性、主动性和创造性为出发点,善于发现、培养和使用人才,努力创造各种机会,满足组织成员自我实现的需要。在实现组织目标的同时,最大限度地实现组织成员的自我价值,达到个人和组织的共同发展。

2. 人本原理在护理管理中的应用

(1)注重精神鼓励:护理管理者应改变传统、严厉的工作方式,注意发现护理人员的长处,对护理人员的辛劳及时肯定,多加赞美,减少对护理人员的指责,激励护理人员发挥自身最大的工作热情与潜能,变被动工作为主动工作。

(2)重视授权:授权是护理管理者对护理人员的鼓励与信任。知人善任、用人所长,可使护理人员充分发挥其聪明才智,大大提高其工作积极性和主动性,激发工作热情。

(3)合理物质鼓励:奖金的分配应当与工作绩效挂钩,使奖金分配相对合理,应多采用正向激励。

(三)动态原理

1. 动态原理的主要内容　动态原理是指管理者在管理活动中,注意把握管理对象的运动和变化情况,不断调整各个环节以实现整体目标。管理对象是一个系统,随着系统内外条件的变化,人们对系统目标的认识也在不断变化,不仅会提出目标的变换与更新,而且衡量目标的准则也会随之改变。

2. 动态原理在护理管理中的应用

(1)具备动态管理理念:随着新的护理管理模式的发展,新的政策制度、管理方法的出现,护理人员观念、行为方式的转变,以及护理服务对象和范围的扩展,都对护理工作不断提出新的要求。护理管理者要具备动态管理理念,对护理管理问题具有预见性,增强组织的适应能力,以免导致护理管理的被动局面。

(2)用动态原理指导实践:管理者在制订工作计划、做管理决策、配置人力资源、执行改革创新等方面工作时,都应遵循弹性和随机的原则,根据变化收集信息,及时反馈,对管理目标及方式进行调整,因地制宜,保持充分弹性,有效地进行动态管理,以适应环境变化对护理的要求,保持组织的稳定和发展活力。

(四)效益原理

1. 效益原理的主要内容　效益原理是指组织的各项管理活动都要以实现有效性、追求高效益作为目标的一项管理原理。它表明现代社会中任何一种有目的的活动,都存在着效益问题,效益问题是组织活动的综合体现。影响效益的因素是多方面的,如科学技术水平、管理水平、资源消耗和占用的合理性等。有效的管理能够使资源得到充分利用,带来组织的高效益。

2. 效益原理在护理管理中的应用

(1)以讲求社会效益为最高目标:护理管理者在追求护理服务经济效益的同时,应注重其社会效益,并以追求社会效益为最高目标。

(2)坚持整体性原则:护理管理者应正确处理好全局效益和局部效益的关系,以获得最佳的整体效益。

（3）讲实效：护理管理者在工作中不能只注重动机和结果，还要注重工作效益，才能在激烈的竞争中立于不败之地。

（4）长远目标与当前任务相结合：护理管理者应注意长远目标与当前任务的结合，增强工作的预见性和计划性，减少盲目性和随意性，达到事半功倍的效果。

二、现代管理基本原则

（一）整分合原则

整分合原则是指对某项管理工作进行整体把握、科学分解、组织综合。管理者的责任在于从整体要求出发，制订系统目标，进行科学分解，明确各子系统的目标，按照确定的规范检查执行情况，处理例外情况，考虑发展问题。因此，分解是关键，分解正确，分工才合理，规范才明确、科学。

（二）反馈原则

反馈原则是指控制系统把信息输送出去，又把其作用结果输送回来，并对信息的再输出产生影响，起到控制整个系统、达到预定目标的作用。反馈要灵敏、准确、有力，才能保证反馈的有效性，才能正确地进行管理控制。因此，管理者要及时根据反馈结果调整管理策略与措施，以实现组织目标。

（三）能级原则

能级原则强调按一定标准、规范和秩序将管理中的组织和个人进行分级管理。其核心是将人员的优势和特点与岗位要求有机结合、匹配，做到能级对应。管理能级不以人的意志为转移，是客观存在的。管理的任务是建立一个合理的能级，使管理内容能处于相应的能级中。

（四）动力原则

人的行为是需要动力的，管理者从事管理活动时，必须正确认识和掌握组织成员的行为动机，运用有效的管理动力机制，激发组织成员的行为向组织整体目标努力。管理动力也是一种制约因素，能减少组织中各种资源相互内耗，使资源有序运转。管理动力主要有物质动力、精神动力和信息动力 3 种类型。这 3 种动力在每个管理系统中都是同时存在的，应综合、协调地加以运用。

（五）弹性原则

管理弹性指现代组织系统具有对外界变化作出能动反应，并最终有效实现组织目标的能力。管理者在进行决策和处理管理问题时要尽可能考虑多种因素，留有余地，以应对随时可能出现的变化或突发事件，并做到及时的调节和控制，避免出现被动管理的局面。同时，在组织机构的设计上，在管理层次和管理部门的划分上也应富有弹性，使组织机构能适应环境的变化。

（六）价值原则

价值原则是指在管理过程中要以提高效益为中心，科学、有效、合理地使用人、财、物、时间和信息等资源，以创造最大的经济价值和社会价值，即以最少的耗费达到最高的效用。

小　结

本章首先介绍了管理与护理管理、管理学及护理管理学的概念，管理的基本特征、基本要素及职能。通过学习，学生应能够叙述管理及护理管理的基本内涵及主要职能，明确学习管理学的必要性。

其次，介绍了管理理论的发展及各发展阶段有代表性的管理理论。通过学习，学生应能阐述各理论的主要内容,并能应用科学管理理论和行为科学理论解决护理管理问题。

最后,介绍了系统原理、人本原理、动态原理和效益原理等基本原理,以及整分合原则、反馈原则、能级原则、动力原则和价值原则等基本原则。通过学习,学生应能阐述各基本原理及原则的主要内容,并在实际工作中加以体会和运用。

（潘 杰）

 思考与练习

一、选择题

A1 型题

1. 下列被称为"现代经营管理之父"的管理学家是

    A. 泰勒   B. 法约尔   C. 韦伯

    D. 梅奥   E. 麦格雷戈

2. 下列被称为"科学管理之父"的管理学家是

    A. 泰勒   B. 法约尔   C. 韦伯

    D. 梅奥   E. 麦格雷戈

3. 管理的首要职能是

    A. 计划   B. 组织   C. 人力资源管理

    D. 领导   E. 控制

4. 提出了非正式组织的作用的管理理论是

    A. 科学管理理论   B. 管理过程理论   C. 人际关系学说

    D. 行政组织理论   E. X-Y 理论

5. 哈罗德·孔茨和西里尔·奥唐奈提出的管理职能包括

    A. 决策、组织、人力资源管理、领导、控制

    B. 计划、组织、人力资源管理、指挥、控制

    C. 计划、组织、人员配备、领导、控制

    D. 决策、组织、人力资源管理、指挥、控制

    E. 计划、安排、人力资源管理、领导、控制

6. 管理的二重性是指

    A. 自然属性和社会属性   B. 科学性和艺术性   C. 普遍性与目的性

    D. 综合性和一致性   E. 服务性与效益性

7. 下述对管理的理解不恰当的是

    A. 管理具有二重性

    B. 管理具有科学性和艺术性

    C. 管理活动是在一定环境中进行的

    D. 管理是一个有意识、有目的的行为过程

    E. 管理过程中的第一资源是空间资源

8. 首先提出人际关系理论的管理学家是

    A. 泰勒   B. 法约尔   C. 韦伯

    D. 麦格雷戈   E. 梅奥

9. 管理的主要对象是

笔记

A. 人   B. 信息   C. 物

D. 时间   E. 财

10. 下列对护理管理学的理解**不恰当**的是

  A. 主要研究护理管理活动的基本规律及其应用

  B. 是一门对护理管理实践具有实际指导意义的应用学科

  C. 既是卫生事业管理的分支学科,也是现代护理的分支学科

  D. 其目的是提高护理管理的水平和质量

  E. 不属于自然科学范畴,只属于社会科学范畴

A2 型题

11. 某医院护理部王主任直接给病房的护士小李打电话,让她来护理部帮忙准备资料。这违背了法约尔组织管理原则中的

  A. 统一指挥   B. 统一领导

  C. 个人利益服从集体利益   D. 等级链明确

  E. 集权与分权相适应

12. 某医院护理部在呼吸内科进行护理查房后,当即对检查中发现的问题及应发扬的优点进行了总结。该行为符合管理基本原则中的

  A. 整分合原则   B. 反馈原则   C. 能级原则

  D. 价值原则   E. 弹性原则

13. 某医院普外科护士长特别注意满足医护患的需求,病房气氛融洽,医护人员归属感强,病人满意度高。该护士长的行为符合管理基本原理中的

  A. 系统原理   B. 人本原理   C. 动态原理

  D. 效益原理   E. 伦理原理

14. 某护理学院张老师向某医院病房王护士长提出要2个留置针给学生上注射课时示教用,王护士长没有给张老师拿包装完好的留置针,而是给张老师拿了打开包装但未用的留置针。王护士长的行为符合管理基本原理中的

  A. 系统原理   B. 人本原理   C. 动态原理

  D. 效益原理   E. 伦理原理

15. 实习护生小王在科室吃午餐时拿了2张"病人入院评估表"垫在了桌子上,护士长看到后批评了她。该护士长的行为符合管理基本原则中的

  A. 整分合原则   B. 反馈原则   C. 能级原则

  D. 价值原则   E. 弹性原则

A3/A4 型题

(16~17 题共用题干)

某三级甲等医院护理部主任在制订全院护理工作计划时,既要结合医院各个护理工作部门的现状,又要考虑护理工作在医院管理中的地位和作用。

16. 这符合管理基本原理中的

  A. 系统原理   B. 人本原理   C. 动态原理

  D. 效益原理   E. 伦理原理

17. 这主要体现了管理基本原则中的

  A. 整分合原则   B. 反馈原则   C. 能级原则

  D. 动力原则   E. 弹性原则

(18~20 题共用题干)

小陈是骨科病房的护士长,针对科室护士基础护理质量差现象作出以下规定:1周内,

笔记

病房所有护士基础护理操作考核达 90 分以上；年资低的护士提前半小时上班完成基础护理工作，如果在不定期检查中发现未提前上班者，扣除当月奖金的 10% 以示惩罚。

18. "1 周内，病房所有护士基础护理操作考核达 90 分以上"是管理要素中的

    A. 管理主体　　　　　　　B. 管理客体　　　　　　　C. 管理目标

    D. 管理方法　　　　　　　E. 管理手段

19. "如果在不定期检查中发现未提前上班者，扣除当月奖金的 10% 以示惩罚"属于管理方法中的

    A. 行政　　　　　　　　　B. 经济　　　　　　　　　C. 教育

    D. 法律　　　　　　　　　E. 数据分析

20. 此项规定是针对管理客体中的

    A. 财　　　　　　　　　　B. 物　　　　　　　　　　C. 时间

    D. 信息　　　　　　　　　E. 人

二、思考题

某医院供应室有护理人员 15 名，小王为最近竞聘上岗的护士长，老张为过去的护士长，实际工作中大家仍把老张当成她们心目中的护士长，小王也通过老张解决了一些工作中的棘手问题。

请思考：

1. 小王是现在的护士长，为什么解决棘手问题还得找过去的护士长老张，到底谁是护士长？

2. 护士长小王的管理行为是受到哪个管理理论的启发？

第二章 医院护理组织管理

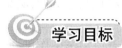

学习目标

1. 掌握组织管理的概念、组织设计的原则。
2. 熟悉护理团体的愿景与使命。
3. 了解护理部体制和工作范畴。
4. 能正确描述各护理模式并作出评价。
5. 具有根据组织规模及特点选择组织结构类型的能力。

第一节 组织管理

在现代社会中,个人不能脱离组织而存在。组织的功能在于它能克服个人力量的局限性,通过组织成员间的分工协作,形成强有力的集体力量,从而实现共同的目标。

一、组织管理的概念

(一)组织的概念

1. 组织(organization) 指两个或两个以上的个体有意识地联系在一起,为实现共同目标按一定规律从事活动的社会团体,具有明确目的和系统性结构,是职、权、责、利四位一体的机构,如学校、医院、企业、政府机关等。

2. 组织的含义

(1)由两个或两个以上的人所组成的集合。

(2)具有共同目标,都有一定的宗旨。

(3)组织成员间要进行分工协作,通过分工,发挥每一个成员的特长;通过协作,弥补每一个成员的不足。

(4)明确每一个部门和岗位的职责,赋予各个部门和岗位相应的权力。

(二)组织管理

组织管理(organization management)是运用现代管理科学理论,研究组织系统的结构和人的管理;通过组织设计,建立适合的工作模式;把人员之间的相互关系、分工与协作、时间和空间等各环节合理地组织起来,形成一个有机的整体,有效地激发成员的智慧和能力,促使其高效率地工作,实现组织目标。

二、组织管理的意义和原则

(一)组织管理的意义

组织管理是人类的重要活动,是人类追求生存、发展和进步的一种途径和手段,它存在于一切组织和有组织的活动中。

1. 有利于组织目标的实现　组织功能的发挥在于通过组织成员间的分工协作,从而实现共同的目标。有效的组织管理可以放大组织系统的整体功能,更高效率地实现组织目标。

2. 有利于个人目标的实现　从本质上说,组织共同目标的实现是组织成员个人目标实现的基础。通过组织管理,可以更高效率的实现组织目标,进而实现个人目标。

(二)组织管理的原则

组织管理的原则涵盖了组织的使命、宗旨、价值观、组织规范、行为准则等纲领性的基本问题。

1. 人本原则　在组织管理中强调充分尊重人、理解人,调动人的积极性和创造性,满足人的需要,实现人的全面发展,以实现组织目标。

2. 民主原则　在组织管理中要遵循民主原则,管理者应具有民主意识和民主作风,博采众长,发挥集体领导的作用,对涉及员工切身利益的管理制度、分配方案等,征求大家的意见,实现民主决策。

3. 公正原则　在组织管理中,管理者要公平地对待每一位员工。是否受到公正的对待对组织的凝聚力及员工的积极性有直接影响。管理者要加强岗位聘任制度和人事制度的建设,使员工在机会面前人人均等;同时也要建立科学的绩效评价体系和薪酬分配制度,做到多劳多得。

4. 公开原则　在组织管理中遵循公开原则,增加管理者与员工的管理透明度,如公开办事程序、评价标准和分配制度等。在管理中,遵循公正原则,可消除客观的不公平感;遵循公开原则,则可消除员工主观的不公平感,提高员工的满意度和积极性,在组织中营造团结向上的氛围。

5. 科学原则　在管理过程中按照管理客观规律解决管理中的实际问题,做到科学决策、科学管理。

在管理过程中,应遵循组织管理的原则,并在此基础上注意各种可变因素的影响,做到具体问题具体分析。

第二节　护理组织设计与组织结构

一、组织设计与组织结构

(一)组织设计

1. 组织设计(organization design)　是管理者将组织内各要素进行合理组合,形成组织结构以实现组织目标的过程。通过组织设计,可以协调组织内各成员、各部门的关系,建立明确的沟通渠道,减少摩擦及矛盾,凝聚集体力量,使组织内各级目标、责任、权力等要素发挥最大的效应,从而提高组织的整体绩效。

2. 组织结构设计　对于一个新组织来说,组织结构设计就是按照该组织的宗旨、目标、任务等对该组织在职、责、权、利等方面进行设计。对于原有组织来说,组织结构设计就是根据组织发展需要对原有的组织结构进行优化和变革。

3. 组织设计思路

(1)明确组织目标,确定基本职能。

(2)以职能细分和归类为依据,设置相应的机构和职务。

(3)以必要的职位与各种职务相对应,按职位配置人员。

循此思路,即"因事设人"。通常情况下,"因事设人"是合理的。然而在实际工作中,组织活动有时会陷入"因人设事"的误区。

（二）组织结构

1. 组织结构（organization structure）　是表现组织各部分空间位置、排列顺序、联系方式以及各要素之间相互关系的一种模式，是执行管理任务的结构。组织结构是组织的框架体系，使组织中的人流、物流、信息流保持正常流通，使组织目标的实现成为可能。组织能否顺利实现目标在很大程度上取决于组织结构的完善程度。

组织结构通常可以用组织结构图来描述。组织结构图可以直观地反映组织整体结构、组织内部分工和各部门的上下隶属关系。纵向形态显示权力和责任的关系，即各部门或各职位之间的指导、指挥、管辖等关系；水平形态表示部门划分与分工情况，即各部门和职位的分工和任务。

2. 组织结构的特征

（1）复杂性：指组织内各要素之间的差异性。如组织的分工越细，组织层级越多，管理幅度越大，组织的复杂性就越高。

（2）规范化：指组织依靠原则、规范和程序引导组织成员行为的程度。规范的内容包括规章制度、工作程序、行为准则等。组织使用的规章条例越多，组织结构也就越正式。

（3）集权化：指高层管理者决策权力的集中与分散程度。集权化组织和分权化组织在组织结构、组织关系、灵活性及工作效率等方面各有特点，适用于不同的条件。

二、护理组织结构常见类型

组织结构形式多种多样，每一种组织结构形式都各有优缺点。组织结构的基本类型包括：直线型、职能型、直线-职能型、矩阵型等。在实际工作中，大部分组织并不是单一的类型，而是多种类型的综合体。

（一）直线型组织结构

1. 直线型组织结构　又称单线型组织结构，是最简单的一种组织结构形式。从最高管理层到最底层实行直线垂直领导，各层次管理者负责该层次的全部管理工作，各级主管人员对所属下级的一切事物拥有指挥权（图2-1）。组织中每一个人只能向一个直接上级报告。

2. 优点　直线型组织结构简单，责任明确，权力集中，命令统一，而且利于评价各部门或个人对组织目标的贡献。

3. 缺点　在这种组织中，所有的管理职能都由一个人承担，当组织规模较大时，管理人员负担过重，再加上由于个人的知识、能力、时间及精力有限，可能会发生较多失误。因此，不适用于较大规模的组织。另外，权力高度集中，有造成掌权者滥用权力的倾向。

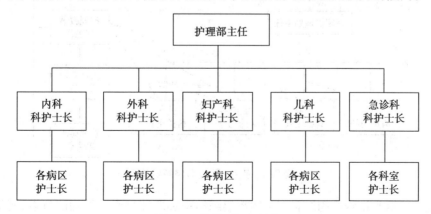

图2-1　直线型组织结构

(二)职能型组织结构

1. **职能型组织结构**　又称多线型组织结构。在组织内设置若干职能部门,职能部门在其分管的业务范围内对下级拥有指挥权,可以直接向下级传达命令和指示(图2-2)。

2. **优点**　采用专业分工的管理者代替直线型组织中的全能管理者,管理分工较细,能充分发挥职能部门的专业管理作用,减轻上层管理人员的负担。

3. **缺点**　一个下级要接受各职能部门的领导,违背统一指挥原则;职能机构横向联系不够,当环境变化时,适应性差。实际工作中,纯粹使用此类组织结构的组织较少。

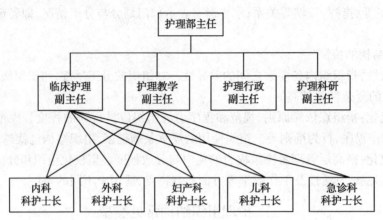

图2-2　职能型组织结构

(三)直线-职能型组织结构

1. **直线-职能型组织结构**　是建立在直线制和职能制基础上的,指在组织内部,既设置纵向的直线指挥系统,又设置横向的职能管理系统,以直线指挥系统为主体建立的两维的管理组织(图2-3)。直线部门担负着实现组织目标的直接责任,并拥有对下属的指挥权;职能部门只是上级直线管理人员的参谋和助手,并对下级机构进行业务指导。在这种模式中,只有直线管理人员才拥有对下级指挥和命令的权力;而职能人员不能对下级直线管理人员发号施令,除非上级直线人员授予他们某种职能权力。

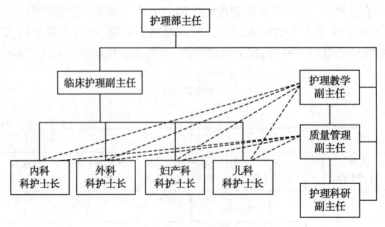

图2-3　直线-职能型组织结构

2. **优点**　这种组织结构综合了直线型组织结构和职能型组织结构的特点,既保持了直线型统一指挥的优点,又汲取了职能型发挥专业管理职能的长处,不但减轻了直线管理人员的负担,而且发挥了专家的特长,是目前广泛采用的组织结构形式。直线-职能型组织结构适用于大、中型组织。

3. **缺点**　缺乏信息交流,各职能部门及管理人员之间目标不易统一,在实际工作中容易发生冲突。

(四)矩阵型组织结构

1. **矩阵型组织结构**　又称矩阵制,是为了适应组织内同时有几个项目需要完成,每一个项目又同时需要具有不同专长的人一起工作才能完成这一特殊需求而形成的。如医院在同一时期内都会有几项中心工作,如创等级医院、开展器官移植、建专科中心等,都需要多个职能部门通力协作才能完成。这些机构由各职能部门派出相关人员参加,从而形成矩阵型组织。矩阵制是一种组织目标管理与专业分工管理相结合的组织结构(图2-4)。

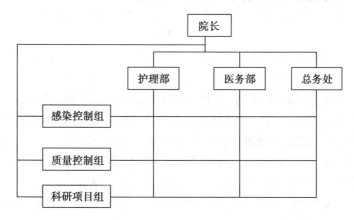

图2-4　矩阵型组织结构

2. **优点**　矩阵型组织结构能充分利用内部资源,提供专业上的援助。

3. **缺点**　矩阵制组织的下属人员不仅接受本职能部门的领导,又接受项目组的领导。由于项目负责人和原职能部门负责人对于参加项目的人员都有指挥权,属于多头领导,违反统一指挥原则。因此这种结构只有当双方管理人员都能密切配合时,才能顺利开展工作。

(五)委员会

1. **委员会**　是一种常见的组织形式。由来自不同部门的专业人员和相关人员组成,执行某方面管理职能并实行集体活动的一群人,常与上述组织结构相结合,主要起咨询、合作、协调作用。医院常使用这种组织形式,如医院感染管理委员会、护理教育委员会、质量管理委员会、职称评审委员会等。组织中的委员会可以是临时的,也可以是常设的。

2. **优点**　委员会实行集体决策,一方面可以集思广益,产生解决问题的更好的方案;另一方面,委员会中各委员的权力都是平等的,委员会最后是以少数服从多数的原则解决问题并采取集体行动的,如此可以避免权力过分集中在某一个人身上。既可以防止个人滥用权力,又可以防止权力过分集中。委员会鼓励委员参与,民主气氛较浓,有利于调动大家的积极性。

3. **缺点**　决策比较缓慢,尤其在委员素质不太高、缺乏全局观念的单位往往会陷入议而不决、决而不行的状态;职责分离,有些参与讨论的人不负责执行决议。

三、护理组织设计的原则与程序

(一)组织设计原则

组织结构是否科学、合理对组织功能的发挥具有举足轻重的作用。要使设计出的组织形成如人的器官那样既分工又合作的有机统一整体,就必须遵循以下基本原则:

1. **统一指挥原则**　是组织设计的基本原则。指每一个下属应当且只能接受一个上级的指令,只能向一个上级主管直接负责。如果两个领导人同时对同一个人或同一件事行使权力,就会出现双重指挥。在任何情况下,都不会有适应双重指挥的社会组织。

2. 分工与协作原则　分工协作是社会化大生产的要求,是社会发展的产物。分工是把组织中的总目标落实到各个部门及其成员,并规定具体要求和规范。协作是要求各部门、各成员之间相互配合。组织设计中坚持分工协作原则,就是要做到分工合理、协作关系明确。

3. 管理幅度和管理层次原则

(1)管理幅度原则:管理幅度又称管理宽度,指管理人员能直接有效监督、指挥、管辖其下属的人数。管理幅度的大小受管理人员能力、下属业务素质、上下级有效联系程度、工作任务标准化程度等影响。一般来说,在组织结构的高层,管理幅度为4～8人;基层为8～15人。管理幅度过宽,会导致管理效果降低;管理幅度过窄,会造成人力资源浪费和管理成本增加。

(2)管理层次原则:指组织内纵向管理系统所划分的等级数。管理层次的多少与管理宽度相关。相同规模的组织,管理幅度大,则组织层次少。一般来说,从最高领导层到基层是2～4层。管理层次越少,沟通越直接,信息传递越快,失真的可能性就越小。

4. 集权与分权相结合原则　集权是指组织的决策权相对集中于高层管理者,而分权是指由低层人员参与决策或自主决策。集权有利于统一指挥,凡事需层层上报再做决定,往往延误了最佳处理时机。分权的优点在于中基层主管参与决策,有利于调动各级人员的积极性。但是,分权管理要求充分考虑人的能力,培训人才成本较高。

5. 权责利相一致原则　组织中各级人员的责任、权力、利益三者必须是协调、平衡和统一的。权力是责任的基础;责任是权力的约束;利益的大小决定了管理者是否愿意承担责任。有权无责或权大于责,易产生官僚主义;有责无权或权小于责,束缚了管理人员的积极性。

6. 稳定性和适应性相结合原则　组织的层次、结构要相对稳定,才能保证组织工作的正常运行,但又不能一成不变,要根据内外环境的变化作出适当的调整。一成不变的组织是僵化的,而经常变动的组织缺少连贯性,无法创造出优良业绩。

(二)组织设计程序

1. 职务设计与分析　是组织设计中最基础的工作。应先确定实现计划目标需要开展的业务活动的种类,对各种业务活动进行组合分类,设置相应的岗位和职务并确定具体的数量。分析担任每个职务的人员应具备的知识和能力要求,需承担的责任,应赋予的权力。

2. 部门划分　根据各职务所从事的工作内容和性质及工作间的相互关系,将各职务组合形成具体管理单位,形成部门。

3. 形成组织结构　根据组织目标进行职务的划分和部门的设计,在此基础上综合考虑组织内外各个方面,进一步调整各部门和各职务工作量的平衡,使组织结构更加合理。规定各职务和部门之间的职责、权力及相互之间关系,使组织各管理部门和职务形成一个严密的网络,即组织结构。

4. 管理规范设计　在组织结构确定的基础上,设计管理业务的工作程序、管理工作应达到的要求和管理方法、人员的规范等。

5. 各类运行制度设计　组织结构的正常运行还需要运行制度的保证。如岗位聘任制度、培训制度、考核制度等方面的设计。

6. 反馈和修正　将组织运行中出现的问题和情况进行反馈、修正,不断完善组织结构。

四、护理模式变革与组织发展

自1860年南丁格尔创办护理事业以来,护理学已经走过了一百多年。随着社会的进步、科学的发展,护理学已经成为一门独立的学科,护理模式也在不断发生着变革,以适应社会及人们对健康的需求。护理模式也是在变革中不断向前发展。

（一）个案护理

1. 产生背景　个案护理是最早出现的护理工作模式。最初,由于医院还无法提供必要的医疗服务,护理人员多以特别护士的身份在家庭中照顾病人。

2. 模式介绍　个案护理是指由一名护理人员负责一位病人全部护理内容的工作模式,又称为"专人护理"或"特别护理"。这种模式主要适用于病情复杂严重、病情变化快、需要24小时监护和照顾的病人。如多器官功能障碍、各种复杂或新开展的大手术后或病情危重、随时需要抢救的病人等。

3. 模式评价　在这种护理工作模式下,护士责任明确,负责完成该病人全部护理内容,能掌握病人全部情况;病人能得到全面、细致、高质量的护理;护理人员与病人关系融洽,护患关系良好。但是这种模式耗费人力,成本高,且对护士的业务水平要求高。

（二）功能制护理

1. 产生背景　20世纪50年代,由于经济的发展,人们对疾病的治疗和护理需求的提升,造成了医院数量的不断增长和护理人员的严重不足。为了解决这一问题,将工业管理的研究成果,如流水线生产以及人员的综合利用等应用于护理管理,形成了功能制护理。

2. 模式介绍　功能制护理是以各项护理活动为中心的工作方法。将护理工作按照工作的特点及内容分类,再根据本科室护理人员的个人能力、特点分派工作,每个护理人员从事相对固定的护理活动,如治疗护士分管治疗任务、基础护理护士承担病人的生活护理等。这是一种流水作业的工作方法,以工作为导向的护理模式。

3. 模式评价　此种护理模式工作效率高,节省人力;护士分工明确,易于组织管理。但是,该工作模式是分段式,不利于护士了解病人的病情,缺乏对病人整体的护理。长期应用功能制护理导致护士只对自己从事的工作任务熟练,阻碍专业的发展。

（三）责任制整体护理

1. 产生背景　20世纪80年代初期我国开始实施责任制护理,引入护士责任包干管理病人及护理程序的工作方法。20世纪90年代,袁剑云博士根据我国医院的情况,提出系统化整体护理思想,将理念、方法、管理各个环节相互配合、协调一致。责任制护理工作模式和整体护理的思想或方法是对护理工作两个不同侧面的说明,后经更新理念,将两者相结合,形成了责任制整体护理模式。

2. 模式介绍　责任制整体护理将"以病人为中心,全面考虑病人健康问题的理念"作为指导,以护理程序为工作方法,对病人实施责任包干的一种工作模式,体现护士对病人的责任关系。

3. 模式评价　责任制整体护理的提出,是整体护理理念和护理工作方法的有机统一。通过实施责任制整体护理,可以很好改善护患关系,改进工作方法,提高护理工作质量。

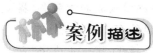 **案例描述**

改变工作和管理模式,提高护理服务质量

自从采用功能制排班之后,普外科人手不足的现象终于得到了解决。王护士长刚松了一口气,但没过多久,这颗心又悬了起来。最近普外科状况百出,投诉不断增加,病人满意度下降。病人经常向护士长投诉护士态度不好。病人小邹投诉,有问题需要咨询

笔记

护士时,无人解决。问帮她输液的护士,输液的护士说,她只负责输液;问发药的护士,发药的护士也这么回答。问其他护士,均表示不是她们的工作范畴。让护士长更揪心的是30床的病人在得知自己罹患癌症之后郁郁寡欢,跳楼自杀了。很多护士表示,此前曾看到他心情不好,但因忙于完成自己的工作任务,没空好好开导他。护士长为此痛心疾首。

一方面病人满意度下降,投诉增多;另外一方面护士的工作积极性下降,对自己的职业前景忧心忡忡。工作快四年的护士小肖说,刚开始工作的时候满腔热情,以南丁格尔为榜样,准备为护理事业奉献自己的光和热。但工作几年后,热情被慢慢消磨了,挫败感却产生了,尤其是面对病人咨询却无暇给予解答时,觉得自己好像变成了打针、发药的机器,对自己的职业前景失去了信心。

如何改变这种局面呢?该如何提高护理服务质量和病人满意度?如何激发护士的积极性呢?王护士长陷入了沉思。

为了改变这一困境,王护士长决定大刀阔斧进行改革。

1. 积极向护理部请示,请求给予护理人力支持。

2. 加强学习,转变观念。学习责任制整体护理相关知识,认识到病人不是单纯的生物人,因此在护理过程中不仅应注重对疾病的护理,也应该关注病人的心理、社会等情况。

3. 将病区分为若干责任组,每组一个责任护士。责任护士负责制订护理计划、健康教育等工作。责任护士相对固定,其他护士配合责任护士完成工作职责。

4. 加强业务知识培训 采用"送出去"和科室岗位培训两种形式培养专科人才。定期开展相应专科培训。

以上措施付诸实践之后,普外科病人满意度明显提升,投诉事件锐减。病人归属感更强了,与护士的关系也更为融洽了。护士也表示能通过自己的专业知识帮助到病人,更有成就感了。

案例解析

1. 分析变革产生的背景 普外科护理组之所以变革主要是因为现有的护理管理模式已经无法适应病人的需求。功能制护理虽然能有效缓解护理人力不足,但是弊端也是显而易见的:功能制护理以任务为中心,忽视了对病人心理和社会支持的护理。

2. 阐述变革对组织发展的促进作用 实行责任制整体护理后,一方面,病人有了"某某护士是我的护士"的归属感,增加了安全感,密切了护患关系,提高了病人满意度;另一方面,护士转变了服务理念,真正做到以病人为中心,专业素质、岗位责任感得到了增强,促进了医院护理服务质量的提升。

 知识拓展

推行责任制整体护理

为了适应人民群众不断增长的健康需求和经济社会发展对护理事业发展的新要求,卫生部《中国护理事业发展规划纲要(2011—2015年)》指出,要坚持以改善护理服务,提高护理质量,丰富护理内涵,拓展服务领域为重点,到2015年,全国所有三级医院和二级医院全面推行责任制整体护理的服务模式,落实护理职责,加强内涵建设,进一步深化"以病人为中心"的服务理念,为病人提供全面、全程、专业、人性化的护理服务。

第三节　护理指挥系统

一、护理部的地位与作用

（一）护理部的地位

护理部是医院管理中的重要职能部门。它与医务、教学、科研、后勤等部门处于并列地位,相互配合,共同完成医院的医疗、护理、教学、科研等工作。在院长或分管护理的副院长的领导下,负责计划、组织、协调、控制全员的护理业务、行政管理、科学研究、在职教育等工作,在医院护理全过程中始终起着主导作用。护理部管理水平的高低直接影响到整个医院的管理水平,其工作成效高低直接影响到全院的护理质量,乃至影响到医院的生存和发展。

（二）护理部作用

1. 在完成医疗、护理任务中的作用　护理工作是医疗工作的有机组成部分。护理人员既要配合完成医疗任务,又要完成与医疗密切相关的病人的生活护理和心理护理,解除病人的身心疾苦,预防并发症发生,促使其早日康复。护理部是保证完成护理工作,提高护理质量的指挥系统。护理部对护理工作质量的优劣起着至关重要的作用并负有重大的责任。

2. 在完成教学、科研任务中的作用　护理部一方面要为临床护理教学创造良好的教学条件,制订及落实各项教学计划;另一方面要规划和安排各级护理人员的在职教育培训工作;还要为医院护理科研制订计划并负责组织实施。

二、护理部的体制与工作范畴

（一）护理部体制

根据原卫生部颁布的《关于加强护理工作领导,理顺管理体制的意见》规定,县及县以上医院都要设护理部,实行院长领导下的护理部主任负责制。根据医院的功能与任务,建立独立完善的护理管理体系。三级医院实行院长（分管副院长）领导下的护理部主任—科护士长—护士长三级负责制,二级医院可实行护理部主任—科护士长—护士长三级负责制或护理部主任（总护士长）—护士长二级负责制。护理部主任或总护士长由院长聘任,副主任由主任提名,院长聘任。

（二）护理部的工作范畴

1. 在院长和分管副院长的领导下,负责全院的护理业务及行政管理工作。护理部对科护士长、护士长、护士实行垂直领导。

2. 负责制订或修订全院护理发展规划、护理工作计划,经院长、分管副院长批准后组织实施,督促执行,检查总结。

3. 制定全院护理管理标准,包括护理规章制度、工作职责、护理技术常规、护理技术操作规程、护理文书书写标准(含护理记录单)等,督促检查各级护理人员的执行情况。

4. 定期及不定期主持召开全院护士长会议,分析护理工作质量,采取措施减少护理差错事故的发生。对护理人员已经发生的差错事故,及时调查,提出处理意见,并将结果向院领导和有关部门报告。

5. 加强对护士长的领导与培养,提高他们的业务水平、管理水平及疑难问题的处理能力。

6. 负责全院护理人员的业务培训、技术考核、教学、进修等工作,建立专业技术档案;提出晋升、任免、奖惩等考核、考评意见,协同相关部门,做好院内护理岗位的调配和培养工作。

7. 结合医院护理工作特点,积极组织开展科研,不断总结临床护理经验。根据实际情况有计划地组织开展新技术、新业务,不断提高护理质量。

8. 针对全院护理人员工作、思想、学习情况,加强护士职业道德素质教育,开展以病人为中心的人性化服务,不断提高护理服务水平。

9. 审核各科室提出的有关护理用品、仪器、设备等的申报计划和落实使用情况。

10. 对全院护理工作进行整顿、提高,根据实际情况采取有效措施,解决存在的问题,使管理方法日臻完善,使工作做到制度化、规范化、标准化。

第四节　护理团体

一、团体概述

什么是团体? 不同的学者对此有不同的描述。著名的社会心理学家勒温(Kurt Lewin,1984)认为,不管团体的大小、结构以及活动如何,所有的团体都必须建立在其成员彼此互动的基础之上。美国著名的咨询心理学家柯瑞(Gerald Corey,1987)将团体理解为具有目标、内容、架构、过程及评估等要素的一群人所形成的集合体。美国学者约翰逊(Johnson,2000)则把团体定义为:两个或更多的人的面对面互动,不仅每个成员都意识到自己是团体的重要成员,而且每个成员都意识到在他们努力获得共同目标的过程中所形成的一种深度的相互依赖关系。清华大学教授樊富珉认为,团体是两个或两个以上的个体通过彼此互动,相互影响而形成的个人集合体。作为一个团体应当具备以下4个要素:

1. 组织性　团体是一种有序的组织,而不是一群人的简单组合。团体的组织性取决于团体角色、团体规范和成员间关系等要素。每个成员在团体中都扮演着一定的角色,如领导者、追随者等。团体规范是成员都必须遵守的行为准则,并用来保证团体目标的实现。团体成员之间形成的关系对团体功能与效率有着直接或间接的影响。

2. 共识性　团体成员间彼此有共识,即团体成员有共同的目标、理想、价值观等。一个团体的共识越多,团体的凝聚力就越强。

3. 互动性　互动是团体目标达成的重要条件。团体成员借助于语言、非语言方式相互交流和分享彼此的感受。它促成了成员个人对自己和他人的深度觉察,并从中学习、支持、反馈,实现自我成长和发展。互动可分为正向互动和负向互动。团体成员之间彼此了解、关怀、支持、鼓励、欣赏等属于正向互动,而彼此的责备挑剔、讽刺挖苦、欺骗、打击等属于负向互动。

4. 整体性　每个成员都应认为自己是团体的重要一员,与团体息息相关、荣辱与共。团体不是个体的简单集合,而是成员之间互相依存的共同体。

二、护理学术团体

学术团体是科学技术的摇篮,是开展科学研究、技术开发和学术交流活动的重要组织形式;是团结科技工作者的主要形式;是开展国际、国内科技交流与合作的主要渠道之一。19世纪末,护理学术团体产生,美国护士协会成立于1896年,国际护士会成立于1899年,我国于1909年成立了中华护理学会。

中华护理学会是由护理科技工作者组成的专业学术性群众团体,受国家卫生和计划生育委员会及中国科学技术协会双重领导。学会业务主管单位是中国科学技术协会,登记管理机关是中华人民共和国民政部,学会办事机构挂靠国家卫生和计划生育委员会。

学会于1909年8月19日在江西牯岭成立,原名为中华护士会,1964年第18届全国会员代表大会决议改名为"中华护理学会"。会址最初设在上海,后曾迁至汉口、北京、南京、重庆等,1952 年定址北京。1922 年加入国际护士会,成为第 11 个会员国。建会初期创办《护士季报(中英文版)》,现出版学术期刊《中华护理杂志》、《中华护理教育》杂志。

学会的最高领导机构是全国会员代表大会,全国会员代表大会选举产生理事会。在会员代表大会休会期间,理事会是执行机构。理事会选举理事长、副理事长、秘书长及常务理事组成常务理事会。秘书长负责主持日常工作。

学会的宗旨是:遵守国家宪法、法律和法规,执行国家发展护理科技事业的方针和政策。崇尚护理道德,坚持民主办会原则,提高护理科技工作者的业务水平,促进护理学科的繁荣和发展,充分发扬学术民主,依法维护护理工作者的合法权益。

学会的主要任务是:①组织广大护理工作者开展学术交流和科技项目论证、鉴定。②编辑出版专业科技期刊和书籍。③普及、推广护理科技知识与先进技术。④开展对会员的继续教育。⑤对国家重要的护理技术政策、法规发挥咨询作用。⑥向政府有关部门反映会员的意见和要求,维护会员的权利,为会员服务。

三、团 体 文 化

(一)团体文化的概念

团体文化是指团体的经营理念、价值体系、历史传统和工作作风。具体来说,就是指团体成员的整体精神、共同的价值标准、统一的行为准则、沉稳的职业习惯、一定的道德规范和文化素质等。在一个团体中,组成团体的成员之间存在着人文素质、行为方式及个人理想、信念与目标等差异。但是团体文化不是团体成员思想、理念、行为的简单相加,它可以包容团体成员的个体文化特质,更重要的是成为其成员所普遍认同与遵从的价值观。

(二)团体文化的意义

作为团体经营管理的灵魂,团体文化是一种无形的管理机制。它有利于形成一种内聚力,把团体成员团结起来,为共同目标的实现而不懈奋斗。所以,我们要意识到团体文化对团体发展的意义,发挥团体文化的积极作用。

不同的团体具有不同的团体文化,不可能存在一种适用于全部团体的文化。随着社会环境的变化,团体文化的内涵也必然随之发生变化。因此,应不断创造新的先进内涵,扬弃落后内涵,与时俱进。

四、护理团体的愿景与使命

(一)团体愿景和使命

"愿景"(vision)一词被广泛地运用于社会、政治、经济等领域之中。愿景是指所描述的关于未来成就的理想化定位和生动性蓝图。它是一种梦想,可以通过长期的努力最终变成现实;它是一种信念,可以强化并改善人们对组织的承诺和责任感;它是一种期待,可以通过引导资源投入去获得一种值得付出努力的满意性结果。愿景的描述往往具有令人神往的特征,虽然不一定会在短期内变成现实,但个人和组织的成就欲会促使大家接受这种挑战。愿景具有引导性,能保证一个团体长期的发展方向。团体愿景是团体未来发展的方向灯,一个团体始终离不开愿景所指引的努力方向。团体愿景回答了"团体追求什么"的问题,指的是员工们渴望共同创造的未来团体景象。

使命是指团体存在的价值和意义,它回答了"团体为什么存在"的问题。团体使命是团体发展和存在的理由,是其最根本、最有价值、最崇高的任务和责任。

(二)护理团体的愿景和使命

护理是指具有相应专业技能的护士综合运用医学、人文、社会等科学知识和专业技能的活动。护理是以人为服务对象,了解和评估人的健康状况和需求,并给予必要的照顾,以实现减轻痛苦、恢复和促进健康、提高生存质量的目的。护理团体的愿景和使命不仅是要维护和促进个体的健康水平,更重要的是面向家庭、社区,提高全人类的健康水平。

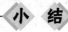

小 结

本章首先阐述了组织管理的概念、组织管理的意义与原则;其次阐述了护理组织设计原则、组织结构的常见类型及其各自优缺点,并介绍了我国护理模式的变革、护理指挥系统及护理团体的愿景和使命等内容。学生通过本章的学习,能说出组织管理的概念、组织设计的原则;对护理部体制和工作范畴、护理团体的愿景与使命有所了解;能正确描述各护理模式并作出评价;具有根据组织规模及特点选择组织结构类型的能力。

(邹益群)

 思考与练习

一、选择题

A1 型题

1. 下列关于组织的描述**不正确**的是
   A. 具有共同的目标　　　　　　　B. 一个人可以构成一个组织
   C. 成员间分工协作　　　　　　　D. 具有不同层次的权利和责任制度
   E. 组织产生和存在的前提和基础是组织的共同目标

2. 下列**不属于**组织管理的原则的是
   A. 民主　　　　　　B. 公正　　　　　　C. 人文
   D. 公开　　　　　　E. 科学

3. "组织内各部门必须服从它的上一级部门领导的命令和指挥"符合组织设计原则中的
   A. 稳定性和适应性相结合原则　　B. 管理层次与管理跨度原则
   C. 分工与协作原则　　　　　　　D. 集权与分权相结合原则
   E. 统一指挥原则

4. 下列情况中**不可以**加大管理幅度的是
   A. 内外部环境急剧变化　　B. 重复性工作　　C. 管理人员能力强
   D. 成熟的下属　　　　　　E. 上下级有效联系程度高

5. 管理层次数从最高领导层到基层一般为
   A. 1~2　　　　　　B. 2~4　　　　　　C. 4~6
   D. 6~8　　　　　　E. 5~7

6. 目前我国医院广泛采取的组织结构形式是
   A. 直线型组织结构　　　　　　　B. 职能型组织结构
   C. 直线-职能型组织结构　　　　　D. 矩阵型组织结构
   E. 事业部制

7. 以工作任务为中心的护理方法,属于护理模式中的
   A. 个案护理　　　　　B. 功能制护理　　　　C. 责任制护理
   D. 整体护理　　　　　E. 临床路径

8. 我国现行的医院护理管理体系是

A. 二级或一级负责制　　　　B. 三级或二级负责制　　　　C. 四级或三级负责制

D. 四级负责制　　　　E. 二级负责制

9. 关于中华护理学会,下列描述**错误**的是

A. 最高领导机构是全国会员代表大会

B. 受国家卫生和计划生育委员会和中国科学技术协会双重领导

C. 学会于 1909 年成立

D. 1932 年加入国际护士会

E. 原名为中华护士会

10. 一个团体应当具备的要素**不正确**的是

A. 组织性　　　　B. 互动性　　　　C. 整体性

D. 流动性　　　　E. 共识性

<u>A2 型题</u>

11. 某县医院有床位 260 张,下列对该医院护理管理体系描述正确的是

A. 必须设立护理副院长

B. 实行护理部主任—科护士长—护士长三级负责制

C. 实行总护士长—护士长二级负责制

D. 病房护理管理实行科主任负责制

E. 以上均不正确

12. 安危冷暖放心上,一枝一叶总关情,体现了组织管理的

A. 科学原则　　　　B. 民主原则　　　　C. 公正原则

D. 人本原则　　　　E. 公开原则

13. 小王和小李都是护理学会会员,他们经常就目前护理新技术、新进展进行交流,这符合团体下列要素中的

A. 组织性　　　　B. 互动性　　　　C. 共识性

D. 多样性　　　　E. 整体性

14. 某医院外科护士长因病休长假,医院让总带教负责科室护理管理工作,但只享受总带教待遇,该组织设计违反了

A. 统一指挥　　　　　　　　B. 分工与协作

C. 管理幅度和管理层次　　　　D. 集权与分权相结合

E. 权责利相一致

15. 某医院,废除了上星期刚颁布实施的"临床护士管理规范"文件,该现象违反了组织设计原则中的

A. 统一指挥　　　　　　　　B. 分工与协作

C. 稳定性和适应性相结合　　　　D. 集权与分权相结合

E. 权责利相一致

<u>A3/A4 型题</u>

(16~17 题共用题干)

某二级甲等医院常年"吃大锅饭",干多干少都一样,严重损害了员工的积极性,为此院长提出了绩效改革,将奖金与贡献度相挂钩。人事科草拟了一份绩效改革方案在医院网页上公布,广泛征集修改意见。在吸取了广大员工的意见之后形成定稿,并将定稿详案公布施行。

16. 在实行绩效改革方案之前广泛征集员工的意见,体现了组织管理原则中的

A. 人本　　　　B. 民主　　　　C. 公正

D. 公开   E. 科学

17. 在网页上公布绩效改革详案,体现了组织管理原则中的
   A. 人本   B. 民主   C. 公正
   D. 公开   E. 科学

(18~20 题共用题干)

某三级甲等综合性医院,其心内科医生医术精湛,护士服务周到、细致,为此吸引了不少周边病人前来就诊。该科室经常出现满床,病人无法收住入院现象,为此,该科室护士长申请扩张床位。

18. 该科室病房护理管理负责人是
   A. 护理部主任   B. 科护士长   C. 护士长
   D. 科主任   E. 责任护士

19. 该医院实行的护理管理体系为
   A. 2 级   B. 3 级   C. 4 级
   D. 5 级   E. 6 级

20. 目前,该医院心内科的护士长的直接上级是
   A. 科主任   B. 护理部主任
   C. 分管心内科科护士长   D. 护理行政副主任
   E. 护理科研副主任

二、思考题

某三级甲等医院重症监护病房又有 3 位护士提出辞职申请了。护士长小吴愁容满面,因为今年已经有 5 位护士辞职了,这几位护士都是该病区的中坚力量,富有临床经验。护士长对这些护士做了很多思想工作,但都无法打消其辞职的念头。他们离开医院主要是因为科室护理工作量大、风险系数大、承担的责任重,但是在奖金分配上不能体现她们的劳动价值。护士长就此问题向护理部主任反映。

请思考:

1. 该组织设计违反了什么原则?

2. 如果你是护理部主任,你可以采取哪些措施改变现状?

笔记

第三章 护理规划与决策

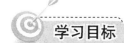

学习目标

1. 掌握护理规划的概念、特性与步骤、目标管理与时间管理的概念及方法、决策的原则。
2. 熟悉护理规划及决策的影响因素。
3. 了解护理规划的意义及重要性。
4. 能在实际工作中运用目标管理和时间管理的方法。
5. 具有初步进行护理规划的能力。

第一节 护理规划

一、概述

(一) 护理规划的概念

规划简单地说，就是在做事情之前先将做什么、怎么做、什么时候做、由谁做等问题做好安排。规划是管理的第一步，它可以使事情执行起来有规则、有秩序、有效率。在护理管理中，无论是在病人的护理方面、护士的工作方面及护理行政业务上均需进行规划。如护理计划就是临床上最典型的规划例子。

规划是管理的第一项职能，其本身是一个连续不断的过程，包括以下四要素：①规划必须针对未来；②规划必须含有行动的成分；③规划必须和组织结合；④规划必须有专人负责。

(二) 护理规划的形式

美国著名管理学家哈罗德·孔茨(Harold Koontz)指出："只要记住规划包含有将来任何的行为过程，我们就能认识到其多样性。"

规划包含任何未来的行动途径，它可以是任务、目标、策略、政策、程序与规则、方案以及预算等形式。

1. 任务 是社会赋予一个组织的基本职能。如 WHO 规定护士的任务是："保持健康、预防疾病、减轻痛苦、促进康复"。这是各国护理组织都应完成的任务，并根据具体情况制订目标。

2. 目标 指在宗旨和任务的指导下，整个组织活动要达到的具体效果。目标是最终的、可测量的结果。在护理管理者的行政业务上，有许多关于目标的规划。

3. 策略 指管理者对未来行动的总体构想与实现目标的一整套具体谋略方案。如病房管理的策略应重视护理服务的品质、床位的控制、住院天数的减少等。

4. 政策 是组织的规定或行为规范。它在决策或解决问题时起到指导和沟通作用。只有使用统一的政策指导，才能保证策略及整个计划体系的一致性。在做决策时，政策应作

笔记

为思考和行动的指导或引导。

5. 程序与规则 程序是完成未来某项活动的方法和步骤,是将一系列行为按照某种顺序进行排列,是通过对大量日常工作过程及工作方法的总结、提炼而逐渐形成的,对组织的例行活动具有重要的指导作用。规则是一种最简单的计划,指在具体场合和具体情况下,允许或不允许采取某种特定行动的规定。规则一般不允许有灵活性及自由处理权,对执行者有较强的约束力。

6. 方案 方案是一个综合的计划,它包括目标、政策、程序、规则、任务分配、要采取的步骤、要使用的资源以及为完成既定行动方针所需要的其他因素。

7. 预算 是用数字表示预期结果的报告书,也可以称为"数字化"的规划,是组织各类各项可支配资源的使用计划。预算能使规划工作做得更细致、更精确,包括人员、时间、设备、经费等方面的内容。

（三）护理规划的特性

规划的特性有主要性、目的性、普遍性、实践性和效率性。

1. 主要性 规划是管理的首要职能,是进行其他管理职能的基础或前提条件。规划在前,行动在后。如果规划出了差错,其他的管理职能就无法顺利进行。

2. 目的性 任何组织或个人制订的各种规划都是为了使组织的总目标得以实现。因此,在工作中要进行全面考虑,认清它们的作用和地位,分清主次,抓住关键,着力解决影响全局的问题。

3. 普遍性 实际的规划工作涉及组织中的每个人。为了实现组织的总目标,各级管理人员都需要制订相应的分目标,以确保组织工作顺利进行。

4. 实践性 主要是指规划的可操作性。规划的实践性如何应看其是否符合实际、是否易于操作、目标是否适宜等,这是衡量一个规划好坏的重要标准。此外,为克服不确定因素的干扰,应适当增加规划的弹性。

5. 效率性 主要表现在时间和经济两方面。任何规划都有期限的限制,也有实施时机的选择。经济效益是指组织规划应以最小的投入获得最大的产出。

（四）护理规划的范围

在护理日常行政事务的管理方面,护理管理的规划范围包括:人员的规划,如人员的在职教育、工作职责和工作业绩的考核;生产的规划,如提高护理服务质量、减少病人的住院天数、增加入院病人人数、物品与器材的淘汰更新、成本效益等规划;预算规划,如人力的预算、资产消费预算及运营预算等;临床护理计划的规划;研究发展的规划等。

（五）护理规划的作用及重要性

规划是一个过程,是护理管理者要做决策前的第一个步骤。有效的规划可使工作执行时达到省时、省力的目的。

1. 护理规划的作用 规划工作对护理管理活动起着直接的指导作用,科学和准确的规划对工作可以起到事半功倍的作用。主要体现在以下4个方面:

（1）规划是管理活动的依据:规划为管理工作提供了基础,是行动的依据。管理者根据规划分派任务并确定下级的权利和责任,促使组织中的每个成员的活动方向一致,从而形成一种合力以保证达到组织目标。

（2）规划是降低风险的手段:未来的情况是不断变化的,规划是预测这种变化并且设法消除变化对组织造成不良影响的一种有效手段。

（3）规划是合理配置资源、提高效率的手段:规划工作的重要任务就是使未来的组织活动均衡发展。规划可以使组织的有限资源得到最合理的配置。

（4）规划是制定控制标准的依据:规划的重要内容是组织目标,它是制定控制标准的主要依据。有了控制标准才能衡量实施效果,发现偏差,及时纠正,使组织活动不脱离组织所期望的发展方向。

2. 护理规划的重要性　规划是达到预定目标的合理途径。在护理管理中,如果要使护士共同完成某一目标,管理者必须让全体护士清楚地了解护理组织的目标以及完成目标的方法。一般来说,规划的重要性有以下四点:①可以预测未来的情况和变化;②可以将注意力集中在目标方面;③可以发挥经济的效用;④便于控制。

二、护理规划步骤

规划是一个连续不断的程序,任何完整的规划工作都需要遵循以下步骤:

(一)分析形势

分析并评估系统的情况,是规划工作的开始。对形势的分析也是收集资料,对规划对象的历史和现状进行全面了解的过程。

1. SWOT 分析法　又称为态势分析法,于20世纪60年代提出,是一种能够较客观而准确地分析和研究一个单位现实情况的方法。SWOT 的4个字母分别代表:优势(strengths)、劣势(weaknesses)、机会(opportunities)、威胁(threats)。SWOT 分析通过对优势、劣势、机会和威胁等加以综合评估与分析得出结论,然后再调整资源及策略,以达成目标。

2. SWOT 分析的基本规则　进行 SWOT 分析的基本规则有:①必须对优势与劣势有客观的认识;②必须区分现状与前景;③必须考虑全面;④必须与竞争对手进行比较;⑤保持简洁化,避免复杂化与过度分析;⑥因人而异。

3. SWOT 分析法的主要步骤

(1)分析环境因素:运用各种调查研究方法,分析出组织所处的各种环境因素,即外部环境因素和内部环境因素。外部环境因素包括机会因素和威胁因素,它们是外部环境对组织发展有直接影响的有利和不利因素,属于客观因素;内部环境因素包括优势因素和劣势因素,它们是组织在其发展中自身存在的积极和消极因素,属主观因素。在调查分析这些因素时,不仅要考虑到历史与现状,而且更要考虑未来发展问题。

(2)构造 SWOT 矩阵:将调查得出的各种因素根据轻重缓急或影响程度等排序方式,构造 SWOT 矩阵。在此过程中,将那些对组织发展有直接的、重要的、大量的、迫切的、久远的影响因素优先排列出来,而将那些间接的、次要的、少许的、不急的、短暂的影响因素排列在后面。

(3)制订行动计划:在完成环境因素分析和 SWOT 矩阵的构造后,便可以制订出相应的行动计划。制订计划的基本思路是:发挥优势因素,克服劣势因素,利用机会因素,化解威胁因素;考虑过去,立足当前,着眼未来。运用系统分析的综合分析方法,将排列与考虑的各种环境因素相互匹配起来加以组合,得出一系列未来发展的可选择对策。

(二)确定目标

目标是组织活动在一定时期内的预期效果,是组织努力的方向,是激励组织成员的工具,应该是现实的、可量化的。确立目标应考虑组织的需要,目标根据调查和预测的有关数据、资料,制订出组织及个人的目标。

护理管理是医院管理工作中的重要组成部分,不同层次护理管理者的工作目标有所差异,但在确立目标时均应遵循以下原则:

1. 整体性原则　要求管理者把管理对象视作一个整体来考虑,既要注意普遍性问题,也要顾及特殊性。例如,护理部在制订目标时要从医院整体的护理工作出发,充分考虑各科室护理工作的特点。

2. 科学性原则　目标的确立必须建立在严谨、科学的基础之上,反映目标的具体指标要做到客观、量化,以使目标可以衡量。

3. 因地制宜原则　因为医院的规模、地理位置、当地的经济条件、医院内部各科室护理内容等不同,在确立目标时必须从实际出发,因地制宜地制订与本医院各科室医疗护理水平相适应的目标。

4. 前瞻性与可行性相结合原则　目标的制订应遵循前瞻性原则,要超越目前的水平,具有一定的高度,同时又要充分考虑目前的状况,量力而行,以保证目标的实现。

(三)考虑规划的前提

明确规划是在什么样的内环境下进行的。如果管理者对其部门的现有条件没有客观的了解,就不可能制订出切实可行的目标。

(四)提出选择方案

提出各种可行性方案。往往同时会有几个可供选择的方案,应在分析的基础上,从备选方案中选出最适合的一个或数个方案,这样可使规划同时具有合理性和灵活性。

(五)比较各种方案

组织相关专家对各种备选方案进行可行性分析和综合评估。分析每一个备选方案的优缺点,进行论证。论证的内容包括依据的可靠性、方案的科学性、实施的可行性、经费预算的合理性及效益的显著性。

(六)选定方案

选定方案是规划工作的关键。决策者召开决策层会议,从入选方案中选定一个作为执行方案,其余则作为备选方案。

(七)制订辅助计划

选定了执行方案,还不是规划的结束,一般还需要制订为实现总体规划而派生出来的规划。

(八)编制预算

组织的预算是用数字表示的收入、支出和盈余的预算总额,实质是资源分配的规划。

三、护理规划的影响因素

有些规划会因为许多主客观因素的限制而无法成功执行。影响规划的因素很多,主要包括以下几点:

(一)主观因素

1. 过度依赖经验　不少年资较高的护理管理者在进行规划时过度依赖经验,缺少客观的思考、讨论及收集资料,只凭自我经验进行规划,其成功率必然不高。如:有些工作时间长、资历老的护士长在进行规划时会说:"想当年……"或"以前是……",在规划时过多地受经验习惯的限制,没有考虑到环境和相关影响因素的变化,就很有可能不能制定出合适的规划或不能成功地执行规划。

2. 未能制订和执行正确的策略　在规划时如果考虑不够周全,或提出的方案及寻找的决策途径不能达到预期的效果,也会影响规划。如针对护士正确给药的在职教育,如果没有一个组织良好的策划小组,正确的活动策略无法制订或不能有效实施,必将影响到整个规划的执行。

3. 欠缺有意义的目标　目标是否清楚?相关人员是否了解目标?目标是否可以付诸行动?目标是否能够完成?这些都是在规划时要考虑到的问题。在护理管理过程中,护理管理者应该和所有参与的护士一起来设立目标,这样有利于护士了解组织的目标并付诸行动。

4. 未能了解规划的范围　护理管理者在进行规划时,应量力而行。如护士长的规划是增加护士的人数,以提高护理质量,如此规划已超出护士长的能力范围,其结果是白忙一场。

(二)客观因素

1. 政策的改变 护理部所做的规划,常常会因为政策的改变而作出调整,如随着责任制整体护理模式的推行,护理部所做的规划必然要进行相应的调整。

2. 缺乏上级支持 在规划时,如果没有上级的支持,经费、物力及人力的支援就会减少甚至没有,势必会影响规划的效率。如在实施优质护理服务的规划时,如果缺乏经费、人力、物力的支持,护士长的规划将难以制订。

3. 缺乏明确的授权 在组织分工中,应责权一致。如果护士长没有明确的授权,会使参与人员感到角色混乱,因此在执行命令时就会事倍功半。

4. 缺乏适当的控制技术和资料 评估的方法、时间进度表的执行情况均为控制的技术。如果没有足够的资讯来设计适当的控制方法及规划进度表,则会导致规划的不合理。

5. 改革的阻力 改革是组织权力、利益和关系的大调整,规划在执行过程中,不可避免会触及一些人的既得利益和已经形成的亲密关系等,从而影响规划的成功执行。

第二节 目标管理与时间管理

目标管理是现代管理中一种先进的管理方法。实行和运用目标管理,对充分调动组织内每个成员的积极性和创造性、加强组织的全面管理、提高组织的经济效益和社会效益,均具有重大意义。

一、目标管理

美国管理大师彼得·德鲁克(Peter Drucker)于1954年在其名著《管理实践》中最先提出了"目标管理"的概念。德鲁克认为,并不是有了工作才有目标,而是相反,有了目标才能确定每个人的工作。所以,组织的使命和任务必须转化为目标,如果没有目标,工作必然被忽视,管理者应该通过目标对下级进行管理。当组织目标确定之后,管理者必须对其进行有效逐层地分解,转变成各部门和个人的分目标,管理者根据分目标的完成情况对下级进行考核、评价和奖惩。

知识拓展

摸高试验

管理学家们曾经专门做过一次摸高试验。试验内容是把20个学生分成两组进行摸高比赛,看哪一组摸得更高。第一组10个学生,不规定任何目标,由他们自己随意制订摸高的高度;第二组给每个人都定一个标准,如要摸到1.60米或1.80米。试验结束后,将两组的成绩进行统计,结果发现第二组的平均成绩要明显高于第一组的平均成绩。

摸高试验证明了一个道理:目标对激发人的潜能有很大的作用。

(一)概念

1. 目标 指一个规划或方案所要达到的最终的、具体的、可测量的结果,是个人、部门或整个组织所期望的成果。

2. 目标管理(management by objective,MBO) 以目标为导向,以人为中心,以成果为标准,而使组织和个人取得最佳业绩的现代管理方法。

(二)目标管理的特征

目标管理指导思想认为在目标明确的条件下,人们能够对自己负责。它与传统管理方

笔记

式相比有鲜明的特征,可概括为:

1. 重视人的因素　目标管理是一种参与的、民主的、自我控制的管理制度,也是一种把个人需求与组织目标相结合的管理制度。在这一制度下,人人参与管理及制订目标。上下级的关系是平等、尊重、依赖、支持,下级在承诺目标和被授权之后是自觉、自主和自治的。

2. 建立目标链与目标体系　目标管理是将组织的整体目标逐级分解,转换成各部门、个人的分目标,在目标分解过程中,权、责、利三者明确且相互对称。这些目标方向一致,环环相扣,相互配合,形成协调统一的目标链。目标的确定者就是目标的执行者,从组织整体目标到部门目标,再到个人目标,形成了目标体系。

3. 重视成果　目标管理以制订目标为起点,以目标完成情况的考核为终点。工作成果是评定目标完成程度的标准,是人事考核和奖评的依据,也是评价管理工作绩效的唯一标志。

(三) 目标管理的基本过程

目标管理的过程可划分为 3 个阶段,3 个阶段形成循环周期,下一周期可提出更高的目标,三者互相制约,周而复始。

1. 目标的设置　实行目标管理,首先要建立一套完整的目标体系,这是目标管理最重要的阶段,可以细分为 4 个步骤:

(1)高层管理制订整体目标:在制订整体目标时,一方面,必须由上下级共同商量决定,这样能增强下级的责任感,利于目标的实现;另一方面,必须根据组织的使命和长远战略,并正确评估实际情况和客观环境,对所制订目标能否完成做到心中有数。

(2)要重新审议组织结构和职责分工:整体目标制订之后,需要重新审查现有的组织结构,根据目标分解要求进行适当的调整,明确分目标的责任者和协调关系。

(3)确立下级的目标:先要使下级明确组织的规划和整体目标并认清自己的角色,了解组织可为自己提供的人力、物力、财力,从而制订出自己的分目标。

(4)上下级就实现各项目标所需要的条件及实现目标后的奖惩事宜达成协议:分目标制订后,上级要授予下级相应资源配置的权力,实现权责利的统一。

2. 实现目标过程的管理　上级应为下级提供指导、协助、信息及创造利于目标实现的工作环境。在管理过程中要定期检查,及时反馈,纠正偏差。另外,当出现意外、不可测事件而严重影响组织目标实现时,也可以通过一定的程序修改原定的目标。

3. 总结和评价　在管理过程中,对各级目标的完成情况和结果,要及时进行检查和评价。达到预定的期限后,下级首先进行自我评价,提交书面报告;然后上下级一起考核目标完成情况,决定奖惩;同时讨论下一阶段的目标,开始新循环。如果目标没有完成,应分析原因总结教训,切忌相互指责。

(四) 目标管理的优缺点

目标管理将目标作为联系上下级、个人与组织的纽带,使组织成员和利益融为一体,密切了上下级关系,易于形成组织合力。但在实施中也存在一些问题。因此,必须客观地分析其优缺点,才能扬长避短,收到实效。

1. 目标管理的优点

(1)目标管理对组织内易于度量和分解的目标会带来良好的绩效。对于那些在技术上具有可分性的工作,由于责任、任务明确,目标管理常常会起到立竿见影的效果。

(2)目标管理有助于改进组织结构的职责分工。在组织目标管理过程中,容易发现授权不足和职责不清等缺陷,管理者可以根据具体情况及时进行改进和完善。

(3)目标管理有利于调动下级的积极性和责任感。目标管理使下级目标明确,促使其主动积极工作。目标管理强调自我控制、自我调节,将个人利益和组织利益紧密联系起来,因而提高了士气。

（4）目标管理促进了意见交流和相互了解，改善了人际关系。

2. 目标管理的缺点

（1）目标难以制订：组织内的许多目标难以定量化、具体化，许多团队工作在技术上不可分解，组织环境的可变因素越来越多等因素使组织活动的不确定性越来越大，导致定量化目标难以制订。

（2）目标管理的假设不一定都存在：人性假设的 Y 理论对于人类的动机作了过分乐观的假设，实际中的人是有"机会主义本性"的，尤其在监督不力的情况下。因此在许多情况下，目标管理所要求的承诺、自觉、自治的气氛难以形成。

（3）目标商定可能增加管理成本：目标商定要上下沟通、统一思想，需花费较多时间；每个部门、个人都关注自身目标的完成，很可能忽略了相互协作和组织目标的实现，滋长本位主义、临时观点和急功近利的倾向。

（4）有时奖惩不一定都能和目标成果相匹配，也很难保证公正性，从而削弱了目标管理的效果。

（五）目标管理在护理管理中的应用

目标管理作为现代管理方法之一，已经广泛地应用于各项管理活动中，目标管理应用在护理管理中，是将护理部的总目标按照护理组织的层次、等级分解，形成各层次、各部门及个人目标，构成一个护理目标体系，实施具体化的护理管理行为，并确定完成目标的时间期限、评定检查方法、进行检查和评价及给予奖惩。实施目标管理可以调动护理人员的积极性，促使护理管理者将主要精力投入到综合性管理活动中。如护理部在制订年度工作计划时，可将整体目标分解转化成各个科室和每个护士的目标。

1. 在护理工作中运用目标管理的主要步骤

（1）说明护理部实行目标管理的目的。

（2）列出参与的部门和科室。

（3）澄清各部门和科室之间的关系。

（4）明确各级护理管理者实施目标管理的责任。

（5）制订实施目标管理的时间进度表，便于定期检查和考核。

2. 在护理工作中运用目标管理的注意事项

（1）要对各级护理人员进行目标管理相关知识的教育。

（2）护理部要确保下级清楚任务、工作标准、可用资源与限制。

（3）组织内部分目标的制订要可行。

（4）在实施目标管理期间要定期开会，以了解工作进展，及时反馈并给予支持和激励。

目标管理可以提高护理人员的积极性和创造性，但作为护理管理者要注意，实施目标管理并非一定有效，当实施环境不适宜、实施方式不正确时，目标管理也会遭受失败。

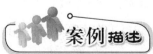

案例描述

某医院手术室运用目标管理法进行护理管理

手术室是为病人提供手术与抢救的重要部门，其管理质量直接关系到病人的手术成败和病人的术后切口感染率。根据手术室管理的特点，确定了 6 项制度的管理目标值，并将人员分为 5 组，即质控组、院感组、器械组、教学组和卫生组。各人按照目标导向指导自己的行为，由被动管理转为主动管理，提高了管理的有效性。

案例解析

1. 确定目标 制订6项制度管理的目标值:①各级各班护士职责目标值:主管护师、护师、护士,巡回护士、洗手护士、夜班护士明确各自职责。②参观制度目标值:将入室参观人数严格控制在每间3人及以下,减少空气污染。③查对制度目标值:达到全年无差错事故发生。④消毒隔离制度目标值:无菌切口感染率控制在0.1%以下。⑤清洁卫生制度目标值:室内无卫生死角、器械光亮。⑥带教及学习制度目标值:带教进修生或实习护生,带教满意度达到90%以上。科室学习:晨会提问每周1次,业务学习每月1次,技术比赛每半年1次,综合考评分达到90分以上。

2. 目标展开与实施 目标从上到下、逐层分解落实。实施是执行阶段,也是关系到目标能否实现的关键环节。

(1)各级各班护士职责目标的展开与实施:除定有具体职责外,主管护师还要能处理较复杂的手术室专业技术问题,能对下级进行业务指导,担任质控组长和教学组长。护师能独立处理手术室专业技术问题,担任院感组长和器械组长。护士能胜任手术室护理工作,担任卫生组长。巡回护士做好手术配合工作,清点器械、物品无误;手术前1~2天对病人进行访视;手术中按照护理程序解决病人的护理问题;手术后进行评价与记录,使病人安全度过围术期。洗手护士手术中与医生配合准确、主动,物品清点无误。夜班护士如遇到工作忙或有困难时,随时呼叫二线值班或护士长,确保夜间护理安全。全体护士要具有慎独精神与良好的职业道德。

(2)参观制度目标的实施:进入手术室参观要按照制度办理手续,不得随意进入。

(3)查对制度目标的展开与实施:对每台手术,进手术室后均须做好"三查十对",尤其是输血、用药查对以及敷料、器械、针、线等的清点制度,使该制度落实到每台手术具体人员。

(4)消毒隔离制度目标的展开与实施:传染病病人的手术应有专门的手术间并做好标记,用物先消毒后清洗。值班者要定期检查无菌包,过期包要重新灭菌及更换。消毒液应定期更换,手术前、后进行空气消毒。物品、手指、空气每月培养1次。以上工作的落实由院感组和器械组负责。

(5)清洁卫生制度目标的展开与实施:每天晨会后对各手术间进行湿式擦拭,坚持每周一次大清扫、每月一次彻底清扫的制度。平时由卫生员负责流水擦洗地面,卫生组长监督检查。

(6)带教及学习制度目标的展开与实施:由主管护师担任教学组长,选派专业、思想、身体素质好的护师担任带教老师,对实习生、进修生进行带教学习。每周由护士长根据工作的重点、难点进行晨会提问或讨论1次,每月进行新技术、新知识的学习1次,每半年进行1次技术比赛。

3. 目标考评 是目标管理的最后阶段,是在目标实施的基础上,对结果作出客观评价的管理活动。

(1)各级各班护士职责考评:护士长检查各级各班护士的工作,包括工作表现、各种制度目标实施情况、个人职责的知晓情况和每季度的综合考评得分等。

(2)参观制度目标的考评:由质控组长负责,每月查看参观人数及空气培养登记,检查结果是否超标,以此作出客观评价。

(3)查对制度目标的考评:护士长及质控组长随时抽查各班人员是否认真执行查对制度、严格遵守操作规程。手术室是差错事故的高危区,必须严格查对制度以确保病人安全。

(4)消毒隔离制度目标的考评:由院感组长负责,每周1次抽查无菌室内有无过期包,各项培养有无阳性超标,消毒液是否定期更换,查无菌切口感染率是否超标,发现问题及时汇报,进行原因分析,并提出整改措施。

(5)清洁卫生制度目标的考评:人人参与卫生工作,卫生组长经常督促检查清洁卫生工作是否达标,还要检查手术室护士个人的卫生情况。

(6)带教及学习制度目标的考评:带教组长在实习生带教结束前要对实习生的实习态度、知识、技能进行评估。实习生也要对带教老师进行评价。通过这种评学、评教的方法使带教质量逐步提高。对科室学习的考评主要是检查学习计划是否按目标进行、学习及提问效果,结合护士平时的工作及技术比赛进行综合评价。

二、时 间 管 理

当今社会,随着工作和生活节奏日渐加快,人们对时间的认识有了进一步的加深。时间是由过去、现在和将来构成的无形资源,它具有客观性、方向性和无储存性的特点。作为管理者,要对时间进行合理的计划和分配,提高时间的有效利用率,以完成所定的组织目标和个人目标。

(一)时间管理的概念

时间管理就是用技巧、技术和工具帮助人们在时间限期内完成工作,实现目标。运用时间管理可以在相同的时间消耗情况下,提高时间的利用率和工作效率。

(二)时间管理的步骤

1. 分析当前的时间支配情况　利用时间日志,至少记录一天中所需要做的事及一周时间使用情况。计算每一类事情占用时间的百分比,根据所得结果对时间的使用情况进行评估,确定时间分配与关键责任是否相符。

2. 审核目标　审核组织、部门及个人的目标,考虑为每一目标安排的优先顺序,并根据优先顺序合理分配时间。

3. 将目标分解成可管理的任务　对目标逐一进行审核,列明实现每项目标需要完成的所有关键任务,并估计每项任务或活动需要花费的时间。记住要为突发事件留有余地。为每项任务或活动的完成设定一个期限,对较为复杂的任务,分段设定子目标以便跟踪进展情况。根据任务对首要目标的支持程度,给每项任务设定优先顺序。

4. 安排时间计划　利用某种允许按每日、每周和每月进行计划的工具,将首要任务分配到几个星期或几个月的时间段内进行;把需要创造力和智慧的重要工作或活动安排在精力旺盛的时间段来做;留出一定的时间来应付危机和突发事件;尽可能将相似的任务进行综合与合并;利用待办事项清单将日常事务进一步进行细分。

5. 确定浪费时间的因素并列出应对策略　审查时间日志,检查一天的工作是否达到了预定目标,确定妨碍计划的事项类型。针对浪费时间的因素,制订应对的策略。

6. 实施计划并进行调整　定时对照待办事项清单,必要时对计划进行调整,迅速处理突发事件,并回到首要任务中去,确保完成当天的首要任务。

(三)时间管理的策略

1. 三抓三放的简化工作原则　工作必须适当地简化,才能使有限的时间资源得到合理的使用。简化工作的方法有:①抓"大"事,放"小"事;②抓"正"事,放"杂"事;③抓"要"事,放"闲"事。

2. 重要与紧急的四象限图法　这里介绍重要与紧急的"N"字形法则,作为管理者,可依据工作的紧急度及重要性,将不同类型的工作区分为四大象限(图3-1):

根据四大象限工作的性质,正确的工作优先顺序应该是:

首要解决：重要又紧急的工作，比如危及病人生命的相关事宜等，必须立刻去做。

次要解决：重要但不紧急的工作，比如常规的临床工作、制订计划等，只要是没有需首要解决的问题，就应该把次要解决的问题及时完成。

一般解决：紧急但不重要的工作，只有在优先考虑了重要的事情之后，再来考虑这类事。我们很容易把"紧急"当成优先。如客人来访，下级请示和向上级汇报工作等均属此类。

最后解决：不重要又不紧急的工作，如供应商约谈等事情，可以等到有时间再考虑。

综上，应该先从第一象限的工作做起，再依序进行第二、三、四象限的事情，如此连接起来，就成为一个"N"字形，故称为"N字形法则"（图3-2）。

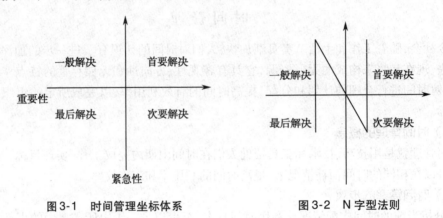

图3-1　时间管理坐标体系　　　　　图3-2　N字型法则

（四）ABC时间管理方法

ABC时间管理法可谓事务优先顺序法的"鼻祖"，就是以事务的重要程度为依据，将待办的事项按照重要性划分为A、B、C三个等级，A为最优先的事项（必须完成的）；B为次优先的事项（很想完成的）；C为较不重要的事项（目前可以暂时搁置的），然后按照事项的重要等级依次完成任务。

利用ABC时间管理法可以帮助管理者对紧急、重要的事情立刻作出判断，提出措施，解决主要矛盾，保证重点，兼顾一般，避免"胡子眉毛一把抓"。因此，做事做重点成为重要的时间管理要诀（表3-1）。

表3-1　ABC事件分类特征与管理要点

分类	占总工作数量的比例	特征	管理要点	管理者时间分配比例
A类	20%~30%	（1）最重要 （2）最紧急 （3）后果影响大	必须立即亲自解决	60%~80%
B类	30%~40%	（1）较重要 （2）较紧急 （3）后果影响较大	有时间最好亲自去做	40%~20%
C类	40%~50%	（1）不重要 （2）不紧急 （3）后果影响小	以授权他人去做为主	0

笔记

（五）引起时间浪费的主要原因与避免时间浪费的策略

1. 引起时间浪费的主要原因　导致时间浪费的主要因素有内在和外在两个方面（表3-2）。

表3-2 浪费时间因素表

外在因素	内在因素
(1)上级领导浪费时间(电话、开会、不懂授权)	(1)缺乏明确的目标
(2)工作系统浪费时间(访客、审批程序等)	(2)做事拖延
(3)生活条件浪费时间(环境、交通、通讯等)	(3)缺乏优先次序
(4)沟通不良	(4)想做的事太多且做事有始无终
(5)协作者能力不足	(5)缺乏条理
(6)政策、程序不清	(6)不懂授权
	(7)不会拒绝
	(8)仓促决策
	(9)懒惰与消极
	(10)行动缓慢

 知识拓展

时间管理的4P与4C理念

1. 时间管理的4P理念

Product:时间的产品,没有"产品"产出的时段,即属于虚耗的时间。

Price:时间的价格,工作的时间是有价的。

Place:工作的场所,选择舒适、不受干扰的环境。

Promotion:效率的提升。

2. 时间管理的4C理念

Customer's need:顾客的即时需求,顾客的需求应尽可能迅速地予以满足。

Cost to customer:顾客的时间成本,顾客需花费的时间是无形的价格。

Convenience:顾客的时间便利,为顾客节省时间,就提高了产品的附加价值。

Communication:顾客的即时沟通,要化解因资讯不足所产生的误会,最佳的方式就是即时沟通。

2. 避免时间浪费的策略

(1)制订具体切合实际的计划。

(2)列出工作的先后顺序。

(3)保持有效的沟通交流、指示明确。

(4)应用重要事件卡以提示首先应完成的事情。

(5)有计划、有选择地参加会议及活动。

(6)决策果断,处理问题得当,工作条理清晰。

(7)合理安排活动,及时完成各项工作,避免拖延。

(8)留有一定的时间空当,以处理突发事件。

(9)学会拒绝非职责范围内的工作和责任。

(10)改变犹豫不决的性格特点。

第三节 管理决策

管理决策是科学管理的前提,它渗透于管理的所有职能,贯穿在整个管理活动过程中。管理决策是为了实现一定的组织目标,针对实施过程中可能会出现的问题,制订并选择最佳方案的活动过程。

管理决策的含义有:①决策是管理活动的组成部分,正确的决策为未来的实践活动提供最佳的行动方案,因而决策是管理者最主要的活动内容。②管理决策的主体包括了管理的各个层次,不同层次的管理者在各自的职责范围内作出相应的决策,因此决策具有层次性。

一、决策的意义

决策在管理活动中具有重要的地位和作用,美国著名管理专家西蒙(Herbert A. Simon)指出:"决策贯穿于管理的全过程,管理就是决策。"管理中重大问题的决策,轻者关系到组织利益,重则关系到事业的成败。所以,决策是科学管理的前提,是管理成功的保证。

(一)管理决策是管理者实施管理职能的核心工作

管理者实施计划、组织、控制等职能活动的中心就是进行各种各样的决策。例如,在实施组织职能的过程中,如何进行机构设置、人员配备和责权划分等都需要进行决策。

(二)管理决策是增强组织凝聚力的重要纽带和保证

管理决策明确了组织目标、发展方向和配合要求等,从而能使组织各部门的思想和行动有效地协调起来,能充分调动员工的积极性,增强凝聚力,减少资源浪费,合理配置资源并使之产生最大的效益。

(三)管理决策是行为的准则

管理决策不仅决定了行动方案和具体的行动过程,而且指引整个行动过程,并在实施过程中根据具体情况不断对行动进行调整,力求以最小的成本获取最大的利益。科学、理性的决策会使人的行动避免盲目性、减少风险。

(四)管理决策是决定组织活动成败的关键因素

组织的生存发展在很大程度上取决于决策的正确性。正确的决策往往会给组织带来较大的效益,而错误的决策带来的是严重的损失,甚至是不可挽回的后果。

二、决策的原则

在进行决策时必须遵循一定的原则,才能保证决策的正确性。

(一)科学性原则

科学性原则要求决策的事情在客观上、技术上是可能的;在经济上、发展上是有利的;在实施上、建设上是可行的。要做到这些,管理者应在尊重事实的基础上通过深入全面的调查研究,分析决策问题,运用科学的决策程序和方法进行决策。

(二)民主性原则

管理者在决策过程中,要让组织成员了解、参与,实施民主决策,充分发挥集体的力量和智慧。增加决策的透明度,就能最大限度地保障决策的正确性。这一点,对于决策是否成功至关重要。

(三)整体性原则

管理者在决策过程中要从组织的整体利益出发,按照整体利益的要求进行合理决策。

(四)创新性原则

管理者在决策时要有开拓创新、不断进取的精神。尤其是在确定可行方案的过程中,要运用评判性思维方法,进行科学思维,打破习惯性思维的束缚。

(五)效益性原则

管理者在决策时既要充分考虑决策问题的经济效益,又要考虑其社会效益。在对决策方案进行可行性评价时,应以不断提高社会效益为前提,用经济效益的高低作为评价标准。

（六）定性与定量分析相结合的原则

在决策过程中要对定性分析和定量分析给予同等的重视,使每个行动方案都能得到充分的论证,为选择和实施行动提供充分且科学的资料和依据。

三、决策的影响因素

一个正确有效的决策需要深入分析的因素很多,其中决策者、组织、社会经济、信息4个方面的因素对决策正确性、有效性尤为重要。

（一）决策者因素

决策者拥有决策权,在决策过程中有对众多备选方案的选择决定权,负责整个决策过程的领导工作。其在决策过程中的职责可概括为决定、组织和检查与控制。决策者素质的高低直接影响决策的正确性和有效性。

（二）组织因素

组织因素是指决策背景对管理者决策行为可能产生影响的因素。组织本身的目的、目标以及它所从事的业务构成了决策的背景,组织既提供决策资源,也对决策进行限制。

（三）社会经济因素

决策者和决策组织的决策态度要受到社会经济各种因素的影响,其中社会规范、经济体制、法律限制等都影响决策的制订与执行。

（四）信息因素

信息是决策主体在决策过程中作出正确决策的依据,表现为支持决策的资料、信息和以某种方式加工分析得出的某些结论。准确的信息是正确决策的基础和前提。信息的可靠性、及时性、适用性及数量会对管理决策质量产生影响。

四、决策的程序

决策就是决定对策,作出选择的活动过程。其基本程序是:

（一）发现问题

护理管理者应有正确的认知,当感觉到现状和预期的状况有差别时,问题就浮现了。决策的制订,常常是为了解决问题,所以管理者若未能意识到有问题存在,也就不会做任何改变性的决策。因此,发现问题的存在是决策的第一步。

（二）界定问题

对问题的界定包括以下几个要素:①与谁有关;②是谁开始出问题的;③是哪一类型的问题;④改进的目标有哪些;⑤如何评价结果。前面三个问题的答案有助于描绘出正确的现状,后面两个问题与预期的状况有关。

（三）评估并确定替代政策

一旦问题被界定,下一步就是构思策略。管理者在改变计划前应充分考虑现状改变后可能出现的状况。收集所有可行的解决方案,比较各种方案的优缺点,评估其结果和关系,选择最佳方案。

（四）作出决定

决策是引导管理者采取某种行动在组织内执行的过程。作决定是决策过程中的关键,它意味着某种行动即将开始。因此,作出决定是促使计划行动的重要步骤。

（五）计划行动步骤

计划涵盖人、事、物的准备,目前的状况及所预期的情形。一个良好的计划应事先拟好行动步骤再实行,以求能达到目的,否则会适得其反,加重管理者的负担。

（六）执行

执行是指将决策的计划付诸行动并经常检查一切是否在掌握之中。如果是,表明过程顺利,否则一切就得从头开始。

（七）跟踪

决策的最后一步是跟踪。跟踪所执行的决策成果如何,是以先前所建立的决策目标为标准。跟踪的内容包含决策执行的成果、决策是否按预定计划如期完成,预期目标与实际成果间有无差距。

 **案例描述**

某医院新生儿病室,床位30张,病床使用率每月约为90%,近几天发现婴儿们哭闹不停,且红臀人数增多。应用决策程序进行分析。

案例解析

1. 首先意识到有问题存在　婴儿哭闹不停,红臀人数增加。

2. 确定问题　找出引起问题可能的原因,如腹泻、腹胀、室温不适或其他原因。最后确定引起问题的原因是空调故障导致室温过高。

3. 评估并确定替代政策　因发现婴儿没有腹泻的情况,也没有发热现象,所以考虑让空气对流,使用电风扇帮助通风降温;减少婴儿穿着衣物;通知修理部修理空调;通知医生。评估上述步骤,优先执行能最快解决问题的,立即打开窗户,使用电风扇。

4. 作出决定　选择最理想的决策,准备计划行动,通风、空气对流。

5. 计划行动步骤　先打开窗户,再打开电风扇,通知修理部,告知医生,适当减少婴儿衣物。

6. 执行　依照上述步骤一一执行,一边改善现状,一边观察有无其他情况出现。

7. 跟踪　一直坚持深入了解此问题是否得到彻底改善,预期目标是否达到,必须跟踪到问题完全解决或已经得到改善。

五、正确决策的价值

管理学上有一句名言:"一个错误的决策一百个行动也无法挽救。"在棋界也有这么一句话:"一着不慎,满盘皆输;一着占先,全盘皆活。"它们都喻示着一个道理:无论做什么事情,成功与失败取决于决策的正确与否。正确决策的价值主要在于:

1. 为未来的实践活动选择最佳的行动方案。

2. 充分调动组织成员的积极性,增强组织的凝聚力。在护理日常工作中,如果护士长能够正确进行决策,那么在执行的过程中就能调动护士的积极性,组织的凝聚力也会得到增强;相反,如果护士长的决策经常失误,就会打击护士参与的积极性。

3. 增强管理者的领导威信,有利于组织目标的实现。正确的决策能增强管理者的领导威信,能起到令人口服心服的效果,这样有利于提高下属的执行力,从而有利于组织目标的实现。

4. 减少资源浪费,合理配置资源。如运用科学合理的方法进行人力、物力及财力的分配,能减少资源的浪费并产生最大的效益。

5. 避免行动的盲目性、减少风险。优质的决策,从来都是在择优剔劣的远见卓识中酿就的,可大大避免行动的盲目性,减少风险。而心血来潮的"拍脑袋"决策,带来的损失往往是巨大的。

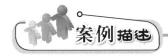 案例描述

压疮护理方案的选择

病人,男,65岁,消瘦,主诉为咳嗽、咳痰1月余。诊断为右肺上叶中心型肺癌,在全麻下行"右肺上叶切除术"。术后送入监护室进行常规护理,在监护期间,护士加强皮肤护理,全身皮肤无异常。于术后第2日出监护室。病人由于惧怕切口疼痛,常采取平卧位,不愿配合护士翻身。术后第3日护士发现病人左侧骶尾部皮肤受压,颜色发红,周围皮肤轻微红肿,发红部位约为5cm×6cm大小。解除局部压迫40分钟后皮肤未恢复正常颜色。判断为压疮第Ⅰ期。对于这一期压疮的护理,常用方法有避免压力、除去病因、增加翻身次数,通过局部按摩促进血液循环。但相关研究表明对变红部位观察30~40分钟后颜色仍未恢复正常,表明软组织损伤。对此期压疮进行按摩,可能导致损伤进一步恶化。

针对该病人的情况,护士决定应用循证护理,采用30°侧卧更换体位法,半卧位或坐位时间每次缩短至30分钟内;使用保护薄膜(3M透明敷料贴);强调对该病人2小时翻身一次;增加皮肤交接班次数并加强健康宣教。护士通过应用该循证护理实施后,效果良好,病人1周后皮肤颜色恢复正常。

 案例解析

1. 根据该病人的压疮情况,通过循证护理,最终选择了采用30°侧卧更换体位法,半卧位或坐位时间每次缩短至30分钟内;使用保护薄膜(3M透明敷料贴)等方法,避免因采用"局部按摩促进血液循环"的错误方法加重软组织的损伤。

2. 通过科学的护理措施,一方面,可以减少护理措施不当带来的不必要损失;另一方面,可以将此作为此类压疮护理的常规,提升护士压疮护理水平。

3. 本案例中通过采用循证护理解决问题的方式,可以调动护理人员的积极性,形成用科学方法解决常见护理问题的思维模式,有利于护理学科的发展。

小　结

本章内容从护理规划、目标管理和时间管理以及管理决策三个方面展开。

护理规划是护理管理行为的首要和重要的一步,通过本部分的学习,学生应能说明护理规划的意义与重要性,举例说明护理规划的步骤,说明影响护理规划的因素。

目标管理和时间管理对于提高护理管理品质有较大的作用,在本部分的学习中,学生应知道目标管理和时间管理的相关知识,并能通过案例的学习理解并灵活应用。

管理决策在管理活动中具有重要的地位和作用,通过本部分的学习,学生应知道决策的意义、原则及影响因素,通过实例学习决策的程序并能加以应用。

(詹文娴)

思考与练习

一、选择题

A1 型题

1. 规划是管理职能中的
   A. 第一项　　　　　　　B. 第二项　　　　　　　C. 第三项
   D. 第四项　　　　　　　E. 第五项

2. 以下对规划的描述**不正确**的是
   A. 必须针对未来　　　　　　　　B. 不含有行动的成分
   C. 规划必须和组织结合　　　　　D. 规划必须有专人负责
   E. 具有普遍性

3. 下列工作被称为"数字化"规划的是
   A. 规划　　　　　　　　B. 决策　　　　　　　　C. 预测
   D. 预算　　　　　　　　E. 目标

4. 下列管理学家最先提出"目标管理"概念的是
   A. 德鲁克　　　　　　　B. 孔茨　　　　　　　　C. 莱肯
   D. 西蒙　　　　　　　　E. 泰勒

5. 目标管理的第一步是
   A. 制订组织总目标　　　B. 制订分目标　　　　　C. 组织实施
   D. 检查评价　　　　　　E. 反馈

6. 下列关于目标管理的叙述**错误**的是
   A. 目标管理是一种管理方法
   B. 管理者和组织成员共同制订目标
   C. 根据对每个成员的预期结果来规定他们的主要职责范围
   D. 目标管理的中心思想是强调制度管理
   E. 目标管理是一种参与的、民主的、自我控制的管理制度

7. 下列关于 ABC 时间管理法的叙述正确的是
   A. C 类工作可委托或授权，可不占用工作时间
   B. A 类工作应占工作总量的 40%~50%
   C. B 类工作不重要也不紧迫可以委托或授权
   D. B 类工作应占工作总量的 15%~25%
   E. A 类工作是最重要的但不是最紧急的

8. ABC 时间管理法中的 A 类为
   A. 必须完成的　　　　　B. 很重要的　　　　　　C. 较重要的
   D. 目前可以暂时搁置的　E. 以授权他人去做为主

9. ABC 时间管理法的核心是
   A. 列出某一阶段的所有目标　　　B. 解决所有问题
   C. 优先解决常规问题　　　　　　D. 将问题分配给下级处理
   E. 优先解决主要问题

10. 评估资源可采用 SWOT 分析，其中"S"是指
    A. 组织内部的优势　　　B. 组织内部的劣势　　　C. 组织外部的机遇
    D. 组织内部的威胁　　　E. 领导层的压力

笔记

A2 型题

11. 男,50 岁,因车祸外伤致肾损伤。病人入院时大汗淋漓、面色苍白、脉搏细数、血尿、肾区绞痛。依据时间"四象限法"进行分类,组织抢救此病人属于

    A. 紧急且重要的事务   B. 紧急但不重要的事务

   · C. 重要但不紧急的事务   D. 既不紧急也不重要的事务

    E. 后果影响小的事务

12. 某病区初上任护士长小王,在工作中经常感到手头上的事情千头万绪,无从下手,时间总是不够用,经常加班到很晚。请你结合所学知识分析,下列**不属于**浪费时间的内在因素的是

    A. 缺乏决策力   B. 不善于拒绝   C. 政策要求不清晰

    D. 未能恰当授权   E. 缺乏条理与整洁

13. 在全国范围内开展的"医院分级管理评审"工作中,要求每个医院的护理部应制订护理工作建设 3~5 年的发展规划、护理装备更新规划、专科中心护理建设规划等。在制订规划时,**不需要**考虑的因素是

    A. 可靠性   B. 科学性   C. 合理性

    D. 效益显著性   E. 可重复性

A3/A4 型题

(14~16 题共用题干)

某医院外科护士长,上任半年来,事事亲力亲为,但护理安全和护理质量却每况愈下。护理部主任要求该护士长采用 ABC 时间管理法,该护士长经培训后,懂得了将事情分类处理,如将 20%~30% 的事情花费 60%~80% 的时间亲自做;将科室相关表格制作,夜班费分发等工作采用授权方式处理,半年后,科室护理质量得到较大提升,护士长对管理工作也游刃有余。

14. 护士长采用 ABC 时间管理法主要是为了

    A. 解决主要矛盾   B. 确立项目   C. 自我评价

    D. 排列优先顺序   E. 以上都不是

15. 该护士长花费 60%~80% 的时间亲自做 20%~30% 的事情属于

    A. 较重要、较紧急   B. 紧急但不重要   C. 重要但不紧急

    D. 不影响组织目标实现   E. 最重要、最紧急

16. 被护士长授权的如科室相关表格制作及夜班费分发等工作属于

    A. 必须马上完成但又来不及完成

    B. 很想完成但来不及完成

    C. 对组织目标实现影响较大但来不及完成

    D. 可以暂时搁置

    E. 对组织目标实现影响大但来不及完成

(17~20 题共用题干)

2011 年,某医院为确定优质护理服务示范病区,护理部在院内网收集大家意见后,召集全院护士长及护理骨干对几个支持率较高的科室进行讨论,并依据临床实际和卫生部要求制定实施优质护理服务时所需的各项工作标准。由于普外科服务质量处于领先位置,起点高,能给全院优质护理服务起到领头羊作用,决定由普外科病房作为示范病区。

17. 普外科服务质量原本处于领先位置,起点高,能给全院优质护理服务起到领头羊作用,从而选定其作为示范病房,依据的是下列决策原则中的

    A. 民主性   B. 客观性   C. 效益性

笔记

D．整体性　　　　　　　　　E．科学性

18．依据临床实际及卫生部要求制定护理质量标准属于

A．管理决策　　　　　　B．业务决策　　　　　　C．战略决策

D．风险型决策　　　　　E．确定型决策

19．经过讨论，决定由服务质量处于领先位置的普外科病房作为示范病区属于

A．程序化决策　　　　　B．确定型决策　　　　　C．风险型决策

D．不确定型决策　　　　E．战略决策

20．该医院采用院内网征集意见，召集全院护士长及护理骨干讨论决定示范病区体现了决策的基本原则中的

A．科学性　　　　　　　B．客观性　　　　　　　C．效益性

D．民主性　　　　　　　E．整体性

二、思考题

1．某医院护理部主任在一次职业培训中学习到很多关于目标管理的内容，她对这种理论逻辑上的简单清晰及其预期的收益印象非常深刻。因此，她决定在医院内部实施这种管理方法。首先她需要为医院的各个科室制订护理工作目标。她认为：由于各个科室的目标决定了整个医院的业绩，因此，应该由她本人为他们确定较高目标。确定了目标之后，她就把目标下发给各个科室的科护士长，要求她们如期完成，并口头说明在计划完成后要按照目标的要求进行考核和奖惩。但是她没有想到的是，科护士长们在收到任务书的第二天，就集体上书表示无法接受这些目标，致使目标管理方案无法顺利实施。该护理部主任感到很困惑。

请思考：

(1)根据目标管理的基本思想和目标管理实施的过程，分析该主任的做法存在哪些问题？

(2)该主任应该如何更好地实施目标管理？

2．某医院外科病房的王护士长，护理学专业本科毕业，工作3年就担任了护士长工作。她每天工作非常努力，不是在帮助主班护士处理医嘱，就是帮助治疗护士静脉输液，或者去修理病房里掉下来的窗帘。可是，病房的护士们却批评她是一名不称职的护士长。

请思考：

(1)为什么护士长那么辛苦护士们还认为她不称职？

(2)王护士长应如何安排自己的工作时间？

笔记

第四章 护理人员招募与培养

学习目标

1. 掌握护理人才培养方法、护理人才及临床能力的概念。
2. 熟悉护理人员编配原则及影响因素，护理人才的成长规律及培养途径。
3. 了解护理人员招募与遴选的原则、方法、途径及影响因素。
4. 能正确分析护理人员分层使用与临床专业能力提升的关系。
5. 具有根据编制原则及病房工作量核算护士编制的能力。

第一节 护理人员的招募与遴选

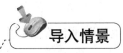

工作情景：

某医院心内科，护士长特意在排班本后放了一蓝色软皮本让大家写排班需求。在排班时，护士长根据大家的排班需求进行人力资源调配，保证每班人员构成合理，各班工作强度相当。护士由于排班需求得到满足，上班积极，少有换班的现象存在，保证了各班护理安全，但护士需等到护士长公布排班表后才知道下周排班。

该医院心外科，护士长严格按照新老搭配进行规律排班，每个人都能提早预测到自己的排班情况，但偶尔会遇到个人私事与上班时间冲突，所以换班现象频繁出现，甚至出现需要更长时间调休而换班的现象。

请思考：

假如您是一名基层的护理管理者，会采取哪种排班方式？

护理工作是医疗卫生事业的重要组成部分，为维护和促进民众的健康发挥了重要作用。全国护士队伍数量快速增长，2012年已近250万人，但仍不能满足人民群众的需求。只有在保证合理护士数量和质量的基础上，才能为病人提供高质量的护理服务。

一、护理人员招募与遴选的原则

（一）护理人员招募与遴选原则

1. 公开 在进行人员招募时，要把招聘的单位、职位、职位的种类、数量、要求及考核方式等即时进行公开；此外，还包括公开考试成绩、名次、是否录用等。

2. 平等 对待所有的应聘人员应该一视同仁，避免人为制造一些不平等条件。如对性别、身高、相貌、婚姻状况等提出要求。

3. 竞争　招募时应提供公平竞争的平台,需要制定客观公正的考核标准、流程,尽量做到多人及多个环节进行考核。

4. 择优录取,量才而用　在进行招募时,应根据人力资源需求认真考虑人才专长,量才、量职录用。通过科学考评选择优秀和合适的人选,实现优胜劣汰,做到职得其人、用其所长、人尽其才。

(二)护理人员招募与遴选途径

护理人员招募与遴选通常采用内部和外部两种途径,主要依据医院人事政策及人力资源的需要选择招聘途径。

1. 内部招募与遴选　为满足人力资源需求,医院从内部进行招募,如护理人员的普通职位转换含编外转编内及职位晋升。医院可调用护理人员的人事记录档案,从而考察候选人的资格。

2. 社会公开招募与遴选　社会公开招募与遴选的渠道和方法是多种多样的。常用以下几种方法:

(1)刊登广告:可通过广播、电视、报纸、网络等媒介发布招聘信息。

(2)校园招聘:是医院获取外部人员最好的渠道,医院可以与医科类大专院校毕业生管理部门保持长期的合作关系,每年定期到学校进行宣传和招募。

(3)专场招聘会:其实质是集中的供需见面会,一般在招募较多人员时采用。

(4)职业介绍机构:拥有大量的求职者信息,同时提供专业的服务。

(5)人才交流会:由政府有关部门或职业介绍机构组织的,多家组织参与的,在一定时间、一定地点举行的组织与求职者的双向见面会。

(6)网络招聘:随着互联网和计算机应用技术的普及,多样化的网上招聘平台应运而生,打破了时间、空间的限制,不失为一种快捷、有效的方式。

(7)内部员工推荐:推荐人会根据被推荐人的业务水平及单位所需的职位空缺进行对比考量后推荐。

(三)护理人员招募与遴选的方法和技术

遴选是护理人员录用过程中最关键的环节,因为它决定着录用的结果。可单独应用以下某些方法或几种方法联合使用。

1. 笔试　是最古老、最基本的人员遴选方法,能在较短时间对大批应聘者的基本知识、技能和能力等方面进行较为客观的测评,但对应聘者的工作态度、口头表达能力、操作技能等方面难以进行全面的考察。而护理人员属于实践性人才,这几方面的能力对完成本职工作也是至关重要的。因此,在护理人员招募时,基本不单独采用笔试法进行考核录用。

2. 操作技能考核　护理学是一门实践性、操作性强的学科。护理操作技能是护士的基本功,护士的每一项操作都关乎病人的安危。因此,在护理人员的招募中操作技能考核几乎是不可或缺的,且应占据较大权重。

3. 面试　是应聘者用口述的方式现场回答问题,主要测评其运用知识分析问题的熟练程度、思维的敏捷性、语言的表达能力等,主考官根据他们在面试过程中的行为表现进行测评的一种方法。

4. 心理测试　指个性测试中的个性品质,如人的态度、情绪、价值观、性格等方面的特性测试。

(四)影响护理人员招募与遴选的因素

在进行护理人员招募时,影响招募的因素包括:外部因素、内部因素和就职者自身因素三方面。

1. 外部因素　①国家的政策、法规:招募时首先要考虑的因素,如应该提供相应的工资

笔记

待遇、劳动保护、同工同酬、按照规定配置合适的护士数量等。②护士求职者的供需状况:影响医院所能招募的护士数量和质量,以及相关的招募成本。

2. 内部因素 ①医院的形象及号召力:医院的形象好、口碑佳、号召力强,护士应聘者数量就多,质量也相对高。②医院的发展前景:医院若有较好的发展前景,就能吸引更多高素质的人才来应聘。③福利待遇:待遇好的医院对人才更有吸引力。④招聘的资金和时间约束:资金充足,招聘范围可以更广,筛选手段可以更多样化;时间充足,挑选工作可以更从容和精细。

3. 应聘者个人因素

(1)护士应聘者的求职动机的强度:指应聘者在寻找职位过程中的努力程度,反映其得到应聘职位的迫切程度。个人的求职目的与拟任职位所能提供的条件相一致时,个体胜任该职位工作并稳定地从事该工作的可能性较大。

(2)护士应聘者的个性偏好:不同求职者对同一因素存在不同偏好,不同的偏好影响了求职者应聘行为。如有的求职者选择轻松但报酬低的工作;有的求职者选择劳动强度大、责任重的全职工作以获取更多的报酬。

(五)人员招募与遴选的意义

1. 确保录用人员的质量,提高其核心竞争力。医院的竞争归根结底是人才的竞争,人力资源正在成为最重要的医院核心竞争力。

2. 注入新的活力,增强创新能力。新员工,特别是从外部吸收的新员工,在工作中可以注入新的管理思想、采用新的工作模式和进行技术创新。

3. 扩大知名度,树立良好形象。招募工作涉及面广,利用电视、报刊、广播、多媒体等各种各样的形式发布招募信息,知名度得到了扩大;此外,招聘工作的运作和招聘人员的素质也向外界展现了招聘单位的良好形象。

二、人员招募与遴选的程序

人员的招募与遴选是一个复杂、完整而又连续的程序化操作过程,这一程序的每一组成部分都是为了保证组织人员招募遴选的质量,确保为组织录用到合格、优秀的人才。人员招募遴选的程序包括以下几个步骤:

1. 明确人员增补需求 组织中出现职位空缺,由此提出人员增补需求,人员招募遴选工作开始。一般来讲,只有通过制订人员招募计划,才能准确把握组织对各类人员的需求信息,确定人员招募的种类和数量。

2. 确定招募遴选负责部门,制订招募实施计划 一般由人力资源管理部门负责招募遴选,也可由业务部门负责实施计划,包括确定招募人数、标准、对象、经费预算及参与人员等。

3. 确定招募方式 根据组织的具体情况,选择恰当的招募方式,可以几种方式结合使用。

4. 进行遴选工作 一般由人力资源部门与用人部门共同完成。从应聘人员的基本素质、心理特点、能力特长上进行遴选。

5. 确定试用人员并进行任职培训 经考试、测验和面试合格者方可成为组织的试用人员。在试用之前,需进行任职培训。通过多种形式的任职培训,可使试用人员充分了解组织和工作职位的状况,掌握工作所需的有关知识和技能。

三、护理人力需求的测算

(一)护理人员的编配原则

1. 科学配置,保证结构合理 为适应社会的需要和护理专业的发展,应合理设置护理人员的结构比例,以提供高质量的护理服务。如医院护理人员占卫生技术人员总数的50%,医生与护理人员之比为1:2,病房床位与病房护理人员之比不少于1:0.4;护理人员高、中、初级的职称,学历和老、中、青的年龄梯队由三角形向橄榄形结构比例发展。

2. 优化组合,满足病人护理需要　护理管理部门应在分析护理业务范围、种类和服务对象需求的基础上确定护理人员的数量、类别、技能以保证护理服务目标的实现。

3. 能级对应,最低成本效率　护理工作具有高度的科学性和严密性,因此在人员编制管理上需要进行优化结构、合理配置,重视护理人员的能级对应,做到人尽其才,才尽其用,以最合理的人力投入获得最大的效益。

4. 动态调整,责、权、利相一致　要实现护理、临床、教学、科研的高质量目标,必须重视和落实在编人员的继续教育,发挥对护理人员的筛选、调配、选用、培养的作用,同时要做到使各级人员责、权、利相一致,才能充分调动人员的积极性,提高工作效率。

(二)影响护理人员编配的因素

1. 承担任务的轻重和工作量的大小　工作量的大小取决于床位使用和周转率、危重病人比例、护理业务范围和技术。如开展优质护理服务时,对护理人员数量和服务质量的要求显著增高。

2. 人员数量和质量因素　人员数量固然重要,但素质更重要。人员的思想品质好,积极性充分调动起来,工作效率高同样也可以节省人力。

3. 人员比例和管理水平　年龄、职称、学历比例结构合理,才能适应护理专业的科学性、服务性及连续性的特点。此外,护理指挥系统是否健全得力、人才使用是否科学合理、各部门之间的关系是否有效协调都会对人员编制产生较大的影响。

4. 社会因素和条件差异　社会因素如病人的背景、经济状况、医疗付款制度等;医院建筑、医疗设备及自动化程度等;另外,有些现行的政策,如公休假、产假、病事假、职工培训等均会影响护理人员的编配。

(三)护理人员编配方法

1. 按《编制原则》计算法

(1)人员编制比例:综合医院病床与工作人员之比,根据各医院规模和所担负的任务分为3类:①不足300张床位,按1:1.30~1:1.40计算;②300~450张床位,按1:1.40~1:1.50计算;③450张床位以上,按1:1.60~1:1.70计算。

(2)各类人员的比例:行政管理和工勤人员占总编制的28%~30%。其中行政管理人员占总编制的8%~10%;卫技人员占70%~72%,其中各级医师占25%、护理人员占50%,其他卫技人员占25%。医院中卫技人员、行政管理人员、工勤人员的比例及卫技人员中的各类专业人员比例,见表4-1。

表4-1　医院各类人员比例

卫生技术人员	卫生技术人员比例						行政管理人员	工勤人员
	医师	护理人员	药剂人员	检验人员	放射人员	其他医技		
70%~72%	25%	50%	8%	4.6%	4.4%	8%	8%~10%	18%~22%

(3)病房和非病房护理人员编制

1)病房护理人员的编配:包括护士(含护师)和护理员。护士和护理员之比以3:1为宜。依据病房工作量大小,治疗集中时间段将每个护士分管床位数进行调整,见表4-2。病房护理人员负责的工作量不包括发药和治疗工作,发药及治疗工作每40~50床位配备护士3~4名。

表4-2　每名护理人员负责的床位工作量

科别	每名护理人员负责床位数(张)		
	日班	小夜班	大夜班
内、外科 妇产科 结核科 传染科	12~14	18~22	34~36
眼、耳鼻喉、口腔科 皮肤科 中医科	14~16	24~26	38~42
小儿科	8~10	14~16	24~26

2)非病房护理人员的编制:①门诊护理人员与门诊医生之比为1:2;②急诊室护理人员与医院总床位之比为1:100~1.5:100;③观察室护理人员与观察床之比为1:2~1:3;④注射室护理人员与病床之比为1.2:100~1.4:100;⑤住院部护理人员与病床之比为2:100~2.5:100;⑥手术室护理人员与手术台之比为2:1~3:1;⑦助产士与妇产科病床之比为1~:(8~10);⑧以上各部门每6名护理人员(含助产士)增加替班1名。

(4)护理管理系统的编配:300张床位以上的医院设护理副院长兼护理部主任1人,副主任2~3人;床位不足300张,但医、教、科研任务繁重的专科医院,设护理部主任1人,副主任1~2人;300张床位以下的医院设总护士长1人;100张床位以上的科室设科护士长1人,门诊部、急诊室、手术室等任务重、工作量大的科室也各设科护士长1人。

2. 按工作量计算法　完成护理任务所需耗费的时间反映护理实际工作量。在计算护理人员编制前,需通过直接或间接"工时测定"确定实际工作量,再进一步计算出编制人数和设置比例。

(1)直接进行工时测定确定工作量:工时测定,即对完成某项护理工作任务全过程的每一环节必须进行的程序和动作所耗费时间的测定。工时测定是确定工作量的最基本方法。

(2)利用国家规定的标准工时表或其他单位已测定的工时表进行推算:根据各类病人所需护理项目可分为直接护理和间接护理两类。直接护理项目为每日面对面直接为病人提供护理服务的护理活动。直接护理活动所花费的时间为直接护理时间。间接护理项目为直接护理做准备的项目,以及沟通协调、管理、教育等工作(包括会议、交接班、书写记录等)所需要的护理活动。间接护理活动所花费的时间为间接护理时间。经测定,每位给予一级护理的病人平均直接护理时数为4.5小时,二级护理2.5小时,三级护理0.5小时,40张床日均间接护理所耗费时间13.3小时,即可计算出全病区病人所需要的全部护理时间。公式为:

$$所需护士数 = \frac{每级护理所需时间总和}{每个护士每天工作时间} \times (1 + 机动数)(机动数按20\%计算)$$

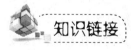 **知识链接**

加强护士科学管理,保证临床护士配备

实施优质护理服务,应按照责任制整体护理的要求配备护士,临床护理岗位护理人员占全院护理人员比例不低于95%。普通病房实际护床比不低于0.4:1,每名护士平均负责的病人不超过8个,重症监护病房护患比为2.5:1~3:1,新生儿监护病房护患比为1.5:1~1.8:1。门(急)诊、手术室等部门根据门(急)诊量、治疗量、手术量等综合因素合理配置护士。

（四）护理人员的分配

1. 排班的原则

（1）满足需求原则：指各班次的护理人力在质量和数量上要能够完成所有当班护理活动，从整体角度满足病人需要。除了满足服务对象的需要外，管理者在排班过程中也应满足护理人员合理的需求。

（2）结构合理原则：科学合理地对各班次护理人员进行搭配是有效利用人力资源，保证临床护理质量的关键。护理人员合理搭配的基本要求：做到各班次护理人员的专业能力和专科护理水平相对均衡，尽量缩小各班次护理人员在技术力量上的悬殊。

（3）效率原则：护理管理者排班面临的另一挑战是用尽可能少的人力成本，完成尽可能多的护理任务，同时保证护理质量。在具体排班时，护士长应结合本护理单元每天护理工作量如病房当日实际开放床位数、病危人数、等级护理工作量、手术人数等进行合理调整。

（4）公平原则：受到公平对待是每个人的基本需求，也是成功管理的关键，在护理人员班次的安排上也不例外。护士长应根据护理工作需要，合理安排各班次和节假日值班护理人员，做到一视同仁。

（5）按职称上岗原则：高职称护理人员承担专业技术强、难度大、疑难危重病人的护理工作；低年资护理人员承担常规和一般病人的护理工作。这样可以从职业成长和发展规律的角度保证护理人才培养和临床护理质量。

2. 排班的类型 依排班权力的不同可分 3 种：

（1）集权式排班法：排班者个人决定排班方案。其优点是管理者掌握着全部护理人力，可根据实际需求灵活调配人员。但难以照顾所有人员需求，会降低护理人员满意度。

（2）分权式排班法：排班者广泛征求护理人员意见。此为目前最常见的排班方式。优点是管理者能够充分了解人力需求状况，有效地进行安排。但护士长无法调派其他科室人员，只能灵活运用本科室现有人力资源。

（3）自我排班法：由护理人员自我排班，以激励工作人员的自主性及提高其满意度。在采用自我排班法前，应先拟定排班原则，排班方案经过集体讨论通过，试行后不断修改完善排班原则。自我排班的优点：①护理人员自主性提高；②护士长节省排班时间；③工作人员调班次数减少；④改善护理人员与护士长的关系；⑤促进团体凝聚力。但此法难以保证各班次护理人员层次结构合理。

3. 影响排班的因素

（1）医院政策：排班与人力编制密切相关。尽管国家卫生和计划生育委员会关于医院分级管理的文件中规定各级人员编制的比例，但各医院的人力配置政策不一，如有的医院为缩减开支而压缩护理人员编制，影响排班。

（2）护理分工方式：不同的护理分工方式，人力需求与安排方法不同。相较于个案护理、责任制护理、整体护理，功能制护理更节省人力。

（3）护理人员的素质：护理人员的受教育程度、工作能力、临床工作经验、心理生理及家庭状况等因素均会影响工作绩效，因此需在排班时加以考虑。

（4）护理单元的特殊需求：不同的护理单元，各有其工作的特殊性，无论在排班的方法或人员编制方面，均有其差异性。

（5）工作时段的特点：每日 24 小时的护理工作量，白班、小夜班、大夜班的工作负荷依次减轻，在人员安排上也应依次减少，节假日的护理工作量也比非节假日少，但有危重抢救病人时所需护理时数增加，在排班时也要考虑在内。

（6）排班方法：不同的排班方法在人力运作方面也有差异，如周班制、每日两班制、每日

笔记

三班制或轮班制等。

4. **排班的方法**　各医院因机构、政策、人员配备、工作目标和管理方式不同其排班的方法也不同。主要的排班方法有：

（1）周期性排班法：将 24 小时内预定的各科班次上班时间作出规定,然后将各种班固定轮回,根据单位人力配置情况决定轮回周期。

（2）每日三班制排班法：按照日班（A 班）、小夜班（P 班）、大夜班（N 班）安排,每班 8 小时,当病人多时可增加白班力量。

（3）每日两班制排班法：按照日班、夜班安排,每班 12 小时每周上满 36～40 小时即可。

第二节　护理人才培养与管理

21 世纪,组织之间的竞争实际上是人才的竞争。护理人才是医院人才的重要组成部分,与医院的医疗、教学、科研管理的服务质量和水平有密切关系。医院工作是医务人员直接为人民群众提供治疗、护理、预防保健、康复服务等,其质量的高低取决于医院内部怎样合理有效地使用人才。护理人才的建设在护理学科的建设中也占有重要地位。对人才的管理,是科学管理职能的核心。

一、护理人才成长的一般规律

（一）护理人才相关概念

1. **人才**　指为社会发展和人类进步进行了创造性劳动,在某一领域、行业或工作岗位上作出较大贡献,具有德、识、才、学、体等方面特质的人。

2. **护理人才**　指具有护理专业学科知识和技能的人。他们具有系统的现代护理学知识,有较强专业才能和业务专长,对护理事业作出一定贡献的护理专业人员。

（二）护理人才的分类

1. 根据人才成长发展过程,可分外显人才和潜在人才。外显人才指事业上取得成就,其创造性得到社会公认并在继续发展的人才。潜在人才指尚未得到社会公认,而正在继续努力工作,或正在作出成绩、有发展前途的人才。

2. 根据人才专长,可分为管理人才、教育人才和专科护理人才 3 个类型。

（1）护理管理人才：指护理工作管理者,具有正式的职位及与其相匹配的权力,可担任组织管理和领导等工作,必须具备良好的职业道德、政治道德、心理道德素养;有较强的组织管理能力,有系统的护理理论知识及丰富的临床工作经验,具有一定的政策水平与领导气度,有感召力、亲和力、精力充沛、体质强健。

（2）护理教育人才：热爱护理事业,热心护理教育,具有良好的职业道德素质,熟悉教育学基础理论和技能,并能创造性地运用于临床教学中。

（3）专科护理人才：指系统地掌握护理理论知识与技能,掌握新理论、新知识、新技术、新方法,具有丰富的临床工作经验,能解决专科护理难题并受到同行认可的专职护理人才。

3. 根据贡献及所取得成绩大小,可将人才分为普通人才、优秀人才、杰出人才三个层次。

（三）护理人才成长特点

1. **实践性**　实践是护理人才成长的牢固基础,刚毕业的护理人员,只具备了从事护理专业工作的基础,还需通过临床反复实践、刻苦操练,达到熟练掌握护理专科技能、病历书写、观察分析、抢救方法及各种形式的护理等,提高发现问题、分析问题和解决问题的能力。

2. **晚熟性**　护理学是一门实践性、学术性很强的学科,需要掌握医学基础知识和护理学理论知识与技能,以及人文、社会学等相关学科知识,同时还需经过较长时间的护理实践,积累经验,不断成熟。因此,护理人才成熟年龄相对后移,管理者需通过较长时间的培养,使之逐步成长。

3. 群体性　医院都需要培养一支人才队伍,才能适应社会需要和学科发展需求。护理人才的成长,除了个人的努力,也离不开群体环境,需得到领导者的支持和有关人员的帮助。医院护理人员提供对病人的服务模式、服务内容、服务质量和服务效果,也需要护理群体的共同努力。

(四)护理人才成长的阶段

护士的成长通常分为 4 个阶段,即掌握阶段、熟练阶段、精通阶段和专家阶段。其表现为临床知识和经验的不断增长,思维层次和批判性思维能力的不断提高;熟练掌握病人的各种状况,了解不同状况所表达的含义并预测将会发生的情况;还能以丰富的经验及临床实践为基础,对问题作出正确的反应,并及时采取相应措施,以预防或减少不良反应。

二、护理人才培养与管理

(一)护理人才培养原则

1. 长期规划与短期需要相结合　人才培养必须着眼于医院及护理专业的发展,有计划、有目的、有组织地制订长期规划,并从当前工作实际出发,制订短期计划,以满足现行需要。

2. 基础训练与专科训练相结合　有利于更好地学习专科理论和技能,把基础知识运用到专科护理工作中,进一步提高专科护理水平。

3. 普遍培养与重点培养相结合　在全院普遍进行一般训练及全面提高的基础上,要抓好骨干队伍的重点培养。重点培养对象不仅要熟练掌握护理技术,还要求掌握好难度大的新业务、新技术等方面的护理技术,在护理队伍中能起到示范及骨干作用。

4. 临床实际能力与综合能力培养相结合　临床实际能力与综合能力培养相结合能拓宽护理人员的视野和思维,使其具有较强的临床实际工作能力、组织管理能力、人际交往能力、科研和创新能力等,充分发挥人才的作用,为护理学科发展作出贡献。

(二)护理人才培养方法

1. 医院科室轮转学习　护理部制订计划,对护理人员进行分期分批在内、外、妇、儿等主要科室轮转,通过实践扩大业务知识面,掌握各专科技能,也是建立护理人才库,作为培养后备力量的途径。

2. 鼓励个人自学　护理带教者指定学习内容,明确要求、示范辅导、通过个人自学,达到学习效果。

3. 护理实践培养　通过床边教学、护理查房、病例讨论等方法,从护理实践中培养,提高运用护理程序的工作方法和实际工作能力。

4. 开展一系列学术活动　通过学术讲座、读书报告会等形式了解护理新业务、新技术及新理论,并交流个人心得,达到护理人员整体水平的提高。

5. 进修培训　通过国内外进修及参加理论、操作于一体的短期培训等提高护理人员业务水平。

6. 交流与参访　考察、学术交流、访问学者以及不同形式的劳务输出也是提高护理人员业务水平的方法。

7. 开展不同层次的学历教育　医院对护理人才应有计划地推荐,让其通过各种形式参加高等院校的学习,接受大专、本科及硕士以上的教育。应积极鼓励和允许本科护士攻读硕士学位,以培养临床护理专家。

（三）护理人才培养途径

1. 学历教育 是护理人才培养的基本途径,包括院校教育和在职学历教育。①院校教育:目前我国护理教育已建立多层次、多渠道、多形式的护理教育体系。从中专教育为主转向以大专教育为主,辅以本科、研究生的多层次、多形式的教育。②在职学历教育:在职学历教育是为了提高在职护理人员的学历层次和改善其知识结构的一种教育形式。如护理专业自学考试、夜大、函授、脱产学历培训等均属在职学历教育。

2. 继续教育 继续护理教育是在护理技术人员专业生涯中的一种终身教育,是护理人才培养的重要途径。继续教育的内容应注重先进性、针对性和实用性,重视创造力的开发和创造性思维的培养。继续教育活动包括:学术会议、学术讲座、专题研讨会、案例分析研讨会、技术操作示教、短期或长期培训和进修等。

（四）临床护理专家的培养

临床护理专家(clinical nurse specialist,CNS),指在护理专业的某一特殊领域内,通过学习和实践达到硕士或博士水平,具有较高水平的专门护理知识和技能、丰富的临床经验的专家型临床护理人员。

1. CNS 起源 在 1900 年,护理权威凯瑟琳(Katherine De Witt)首次提出"护理专家"。1938 年,美国纽约哥伦比亚大学第一次阐明了 CNS 是具有丰富的知识和技能,能执行正确护理干预的临床护士。1976 年美国护理学会将 CNS 定义为:具有硕士或博士学位且在某专科领域有较高护理水平的注册护士。CNS 在本领域的临床观察、评估和处理问题的能力方面及专业理论基础都具有相当的水准,他们能够运用临床实践经验及有关技能,对病人进行全面深入的了解,实施灵活的、具有创新性并有成效的护理。

2. CNS 的意义 CNS 的出现对护理学的发展,特别是对提高专科、专病护理质量与水平,起到举足轻重的作用。任何一个专业的发展都离不开它的专家群体,他们站在专业发展的最前沿,能够及时洞察专业的发展方向,具有深厚的专业理论和技术功底,并能够在总结经验和教训的基础上不断发展和创新,为本专业形成一套完整的知识体系作出贡献。因此,重视和加快培养 CNS 的步伐是促进我国护理专业发展的重要举措。

3. CNS 的作用 包括临床实践、咨询服务、教学和相关护理研究的应用。体现在临床能手、顾问、教育者、研究者、管理者、改革者6 种不同的角色上,虽然这6 种角色没有明显分界,但学科带头人的作用是显而易见的。

4. CNS 的培养 CNS 的培养主要通过脱产学习与临床实践相结合的方式进行,其目的在于丰富、拓宽他们的专业理论知识,增强专业实践技能。

(1)理论学习阶段:集中安排并以课堂教学方式进行,由经验丰富的医疗或护理专家进行授课。授课内容包括社会学、教育学、管理学、行为心理学、护患交流、疾病的临床表现、并发症、护理、健康宣教、康复指导等知识。

(2)临床实践阶段:在培训的后 4 个月由专人带教,在理论学习的基础上,重点参与临床实践并完成一定的教学、科研和管理活动。

(3)期满考核阶段:通过考核,一方面可检验学习的效果;另一方面也可以巩固所学的知识。考核可采用笔试、口试、教学、健康教育能力测试等方式进行,重点考核学员对所学知识的掌握程度及综合分析、解决问题的能力,根据考核成绩,决定是否授予 CNS 的资格。

5. CNS 的资格认证标准 关于 CNS 的资格认证,国际尚无统一标准。我国 CNS 准入资格尚在初步探索阶段,有专家提出 CNS 准入标准为:至少需要 2 年的临床工作经验;具有大学英语 4 级水平,能够阅读外文文献;具有中级以上职称及一定的科研能力;需由国家卫生和计划生育委员会进行注册。

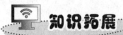知识拓展

CNS 认证标准掠影

1. 美国 ①获得硕士或博士学位,具有某一特殊领域的护理相关的科学知识和临床实践经验。②有符合专业协会要求的执照证书,或审查执照证书的程序符合要求。

2. 荷兰 ①具有学士学位,敬业精神,热爱护理事业。②有一定的教学、科研、管理能力及临床经验。③对病人有爱心、同情心等条件者,经在职培训 2 年后方可获得 CNS 资格认可。

3. 英国 CNS 必须先通过政府部门认可的课程学习,获得专家资格证书,并经有关部门评估认证其工作能力后,方可从事 CNS 的工作。1998 年英国中央护理委员会(UKCC)重新设置了 CNS 的教学大纲,学制 1 年,其中 50% 理论学习,50% 临床实践。

(五)护理人才的管理与使用

1. 护理人才管理 是对护理人才的规划、选拔、培养、考核、使用等各项工作进行计划、组织、监督、协调和控制的活动过程,是护理人力资源管理的重要组成部分。护理人才管理需要长远的规划、持续培养、严格考核及合理调配使用。

2. 护理人才的使用 人才的使用是整个人才管理工作的中心环节。能否用好人才,是衡量人才管理水平高低的依据。对人才使用应做到:政治上信任,生活上照顾,工作上支持。用好护理人才的原则有:

(1)德才兼备,量才而用:做到"人事相宜,事得其人",使用人才时应根据其能力,合理确定工作性质、岗位和职务。

(2)择优互补,优化结构:择优就是优才优用,将优秀人才放到更高一级使用,调动优秀人才的积极性;互补就是通过人才群体弥补个体才能的不足,在互补原则下应注意人才的组合方式,力求人才结构的最大优化。

(3)把握时机,及时使用:根据人才发展规律,在人的才能最活跃阶段及时使用。

(4)人才合理流动:人才合理流动是社会发展过程中常见的现象,在动态中才能获得最佳的人才结构。人才流动可以避免人才浪费,促进人才竞争,防止人才"近亲繁殖"。

(5)知人善任,用人不疑,疑人不用,充分信任人才,权责利一致,给人才足够的空间、时间和支持。

三、稳定护理人才队伍的战略意义

(一)护理人才队伍现状

随着社会进步,护理学发展,护士在预防和治疗各种疾病、提高人民的健康方面,作出了巨大的贡献。但护理人员的素质、结构及管理与人民群众日益增长的医疗保健的需要存在差距。

1. 临床护士编制不足 1978 年卫生部规定护理人员定编床位与护士之比为 1:0.4,而目前国内各级医院护理人力编制床位与护士比仅为 1:0.2~1:0.35。虽然近年来护士数量已有较快增长,至 2012 年全国注册护士总数近 250 万人,但在全国推行整体护理和优质护理以后,护理工作的范畴、内涵及病人的需求已发生很大的变化,医疗任务的增加、医疗保健制度的改革,使护理人力的需求远远大于供给。

2. 医护比例失调 近年来,我国卫生人员数量发展较快,但专业人员比例配置明显失调。在大中城市,护士数量短缺主要表现在两方面,一是护士总数少,医院招聘、培养护士的速度赶不上盖大楼、扩病区的速度;二是临床一线护士少,即使在大城市的三级甲等医院,床

护比长期难以达到卫生部规定的 1∶0.4 标准。根据 2011 年中国卫生统计提要,我国每千人口护士数从 2005 年的 1.06 提高到了 1.66。医护比虽然逐年在调整,但截至 2011 年,我国医护比为 1∶1.25,公立医院中,三级医院医护比达到 1∶1.42,二级医院达到 1∶1.21。

3. 临床护理人员流失　临床一线护士人力资源紧张,工作辛苦,加上频繁的夜班,生活节律紊乱,工资、福利待遇相对偏低等均是导致护理人员流失的因素。此外,合同编制护士队伍不稳定,造成了护理技术人才的流失和管理困难。

4. 人员结构尚不合理　合理的职称结构必须由初级、中级、高级人员按一定比例构成,使具有不同知识水平的人各尽所能,互相配合,构成一个动态平衡的有机体。我国护理人员职称结构不合理表现在高职称人才比例非常低,整体职称处于中初级水平并以初级职称为主体。

5. 护士学历结构不断优化　目前,我国具有大专以上学历的护士占总数的 51.3%,其中本科及以上学历的占 8.8%。与 2005 年相比,大专及以上护士的比例提高近 20 个百分点。

6. 专业技术水平快速提升　通过大力开展重症监护、急诊急救、血液净化、肿瘤等领域的专科护士规范化培训,加快专科护理骨干培养,护士队伍专业技术水平快速提升。

(二)影响护理人才稳定的因素

1. 工作强度　随着人民群众对护理工作期望逐渐增高,护理服务范畴逐渐扩大,护理人员常处于超负荷工作状态,影响了护理人员的工作积极性,也影响了护理队伍的稳定性。

2. 社会地位　随着护理学科的发展,现代护理学已经发展为与医疗并列的一级学科,且在维护与增进人类健康中的作用日益突出。但在一些人眼中,护理工作仍从属于医疗,与对医生的感激相比,病人及家属对护士的冷漠极大地伤害了护理人员的自尊心,造成他们心理不平衡,影响了护理队伍的凝聚力,动摇了护理队伍的稳定性。

3. 经济收入　随着市场经济、改革开放的推行,不可避免的会出现某些护理人员向工资高、待遇好和环境佳的地方流动。

4. 职业发展　职业发展某种意义上是一个人是否对于自己所从事的职业有目标,对自己能否在工作中体现自身价值的一种认识,这种目标和认识越清晰,越有利于其在岗位和专业上有所建树,加强了护理队伍的稳定。

5. 环境制度　所在单位是否有良好的培训和晋升机会、工作环境是否轻松、是否团结和谐,都是影响护理人才稳定的重要因素。

(三)稳定护理人才队伍的战略意义

护理队伍不稳定,大量的护士流失将导致在职护士工作积极性下降、专业思想动摇,进一步加快了护士的流失,使一线护士更加短缺、难以满足病人的需求、保证护理质量和护理安全。因此,保证护理人才队伍稳定对于满足病人需要,保证病人安全,提高护理质量显得尤为重要。

第三节　护理人员分层管理与临床专业能力提升

一、护理人员分层管理的意义

(一)护理人员分层管理

1. 护理人员分层管理　在实施责任制护理的基础上,根据病人病情、护理难度和技术要求等要素,对护理人员进行合理分工、分层管理,体现能级对应。包括护理人员分层培训及护理人员分层使用两部分内容。

2. 护理人员分层培训　根据护理管理学理论,依据能级对应原则,对不同职称的护理人员在临床岗位履行不同职责时所需的专业知识与护理技能的培训,即根据病区内护理人员年龄、职称、学历、工作能力等的不同对其进行分层管理,进而进行有针对性的培训。

3. 护理人员分层使用　根据病区内护理人员的职称、学历、个人工作能力及年资将护理人员进行分层管理,不同层级护理人员承担相应层级的工作。如助理护士以生活护理为主,辅助护士的日常工作;责任护士负责专科护理,参与病房的护理质量管理、教学工作等。

(二)护理人员分层管理的意义

1. 提高护理质量　护士分层管理可以提高工作效率,将护士还给病人,让护士可以有更多的时间与病人沟通和交流,提高了健康教育覆盖率;通过实施分级管理,提高了护士的岗位责任性,从而达到保证护理质量的目的。

2. 提高病人满意度　实施护士分层管理后,护士分工更明确,各级护士对本人应承担且能承担的岗位工作内容不断熟悉,对所要求的护理技术逐渐深入和精湛。因此,在工作岗位上能得心应手,对病人实施关心照护时间就更多、更真实。

3. 提高护士工作满意度　护理人员分层管理,充分发挥不同层次护士的作用,构建护士能级对应的等级制度和相应的竞争、评价、激励机制,提高护士工作主动性、积极性,让护士有清晰的奋斗目标和职业生涯规划,并在工作中体现自己的价值,增强自我成就感。

4. 提高护理人员的学术水平　实施护士分层管理,激励和实现临床护理人员专业能力提升的愿望,提高了护理人员的临床专业能力,发现问题和解决问题的能力。

5. 提高其他专业人员对护士工作的满意度　实施护士分层管理,护士对经管病人情况熟悉程度高,能主动发现病人病情变化,尤其对危重病人的护理及时到位,还能及时、有效地与主管医生交流病人情况,为医生的诊断、治疗提供参考依据,从而密切了医护联系。

二、护理人员分层管理与临床护理能力提升的关系

(一)临床护理能力

临床护理能力是护士从事临床护理工作最基本的必备能力,直接决定着临床护理水平,决定着病人健康需求满足的程度,包括护士在临床工作中应用护理程序的能力、实践操作能力、健康教育能力、应急应变能力、护患交流能力以及临床思维能力等。

(二)临床能力评价

1. 临床能力评价内容　临床能力是基于对知识的理解和应用,而不是知识本身,属于非认知领域,其范围包括临床技能和态度两方面。临床技能又可分为基础能力和专业能力两种。所谓基础能力,指评判性思维能力、信息利用能力、沟通能力等。临床能力评价,不但要重视专业性操作技能考核,还要进行基础能力的考核。

2. 常用临床能力测量的方法

(1)观察法:通过观察护士临床护理行为表现,作出质量评价,如临床护理能力(包括护理操作技能和与病人交流的能力等)、人际关系、工作态度等。

(2)床边考核法:临床护理技能考核常用的方法,往往由考核组指定病人,考生完成必须的护理操作后,由主考人按考试提纲的要求提问,然后根据考生的操作和回答问题情况打分。

(3)模拟考核:通常有模拟病人和模拟情境考核两种方式,也可结合在一起进行。模拟考核,如同现实环境一样,应试者从接待病人开始,按照临床护理过程,询问病史病情、进行

护理体检,作出护理诊断和处理,最后从提供的各种选择中作出决定。

(4)客观结构化临床考试(objective structured clinical examination,OSCE):作为一种客观评估临床技能的方法,是苏格兰东部丹地大学的 Harden 和 Gleeson 在 1973 年提出并于 1979 年报道的一种新的对医学生临床技能进行测评的模式。通过让考生依次在模拟的多个临床场景(考站)中考核广泛的内容,包括多种操作并评估。实际上,OSCE 是由多个"站"所组成,每个站针对一种临床技能,每个标准病人都是考官,每个考官手上都有一份标准评分表,根据他们的表现进行评分,因此也被称为临床多站考试。

(三)护理人员分层进阶与临床护理能力的提升

护理人员的进阶应该具有严格的提升制度,公开各个阶层护士的职责、所应具备的能力和要求,让护士能根据这些条件进行很好的职业生涯规划。护理人员的分层进阶在发达国家和我国香港和台湾地区发展较为规范,但大陆地区尚无统一标准核定,将职称结合工作能力进行阶层划分在国内应用较为普遍。

1. 护理人员分层进阶 一般来讲,护理人员根据其所在阶层要求参加各种培训和考核,使其具备该阶层能力。阶层进阶从 N0→N1→N2→N3→N4,多数为逐层进阶(图 4-1),但也有个别学历高、能力强的年轻护理人员可以采用跳跃式进阶,如从 N1 跳过 N2 直接进阶为 N3,或从 N2 跳过 N3 直接进阶为 N4 等。

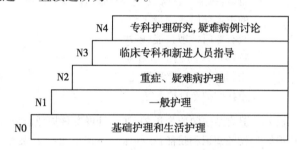

图 4-1 护理人员分层进阶模式图

2. 护理人员分层进阶与临床护理能力的提升关系 根据护理人员所在阶层不同,对其培训内容和能力的要求也不同,层级越高,所应具备的能力也就越强。所以,护理人员的分层使用能使护士的专业能力得到大幅度提升。护理人员分层进阶与临床护理能力的提升关系见表 4-3。

表 4-3 护理人员分层进阶与临床护理能力的提升关系

层级	要求	对应职称	工作范畴	能力要求	培训重点
N0	非注册护士	助理护士	具有一定的专业知识和技能,在注册护士指导下从事病人的生活护理和部分基础护理工作	具有生活护理和部分简单的基础护理工作能力	生活护理、消毒卫生技术、人际沟通
N1	注册护士	护士	在临床工作中主要担任基础护理和基本护理治疗工作	熟练掌握病房常规护理、一般疾病检查、简易技术,具备业务工作能力、沟通与协作能力、突发事件应急能力、健康教育能力	常见疾病、检查、治疗、药物、护理技术及护理问题等的培训,强调服务礼仪、理念及品质等人文培训

层级	要求	对应职称	工作范畴	能力要求	培训重点
N2		护师	在临床工作中全面负责对病人的护理及管理,并指导下级护士的工作	熟练掌握重症或疑难病人的护理、案例分析,除具备 N1 能力外,还应具备临床护理教学能力	重症及疑难病人的护理、身体检查及身、心社会层面全面评估、沟通技巧、院感知识、纠纷预防及处理、发现、分析及解决问题等方面知识及能力培训
N3		主管护师	(1)普通护士Ⅲ级:在临床工作中担任下级护士的指导工作,护理质量监督和保证以及疑难护理问题的处理 (2)具有专科方向的护士Ⅲ级:在某一特殊或专门的护理部门或领域工作,具有专门护理技能,解决特殊护理问题的临床护士,如手术室专科护士、重症监护专科护士等	新进人员或护生指导,团体护理指导,开设专科门诊,提供临床专科指导。除具备 N2 能力,同时还应具备护理质量管理及科研能力	教学能力、危机感知及处理、持续改进、专科各方面知识及能力培训
N4	注册护士	副主任／主任护师	具有某一领域先进的、渊博的知识和技能,在临床或社区解决和研究该领域特殊的或疑难的、个体的或群体的护理问题;咨询、指导和培训其他护士;与其他医务人员合作解决跨学科、跨专业的健康护理问题	开展专科护理研究、主持危重症及疑难病例讨论,除具备 N3 能力,同时具备病房管理、持续质量改进能力	科研能力、成本分析、科研设计能力等方面培训

三、护理人员分层管理的实施方案

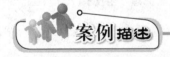

护理人员分层管理方案

　　某综合性医院,为提高护理人员临床专业能力,体现能级对应,决定采用护士分层管理,将主管护师以下职称人员分为三个层级:工作 1～3 年护士(N1);工作 3～5 年护士(N2);护师(N3)。主管护师以上职称人员在院内主要以"输出"为主,对"输入"不做强制安排。经过各位护士长讨论,决定由每个科室完成对全院护理人员的分层培训、考核一次,由高层级的护士为低层级护士授课,授课内容包括理论和技能两部分,各科室授课内容均根据自己科室特色准备。理论授课内容 N1、N2 相同,N3 与之不同;技能授课内容 N1、N2、N3 均相同。为了保证每个阶层护士都能有机会接受培训和考核,每阶层培训分为三场,分别在不同时间进行。理论考核包括理论培训内容和部分"三基"内容,技能考核采用抽考方式进行,理论和技能考核合格方能得到本月培训合格证书,连续考核不合格者将降为下一阶层,原本享有的福利和待遇相应下调,工作职位也做相应调整。连续考核优秀,经多位专家认定具有上一阶层工作能力者可承担上一阶层工作并享有相应的福利和待遇。未完成当年培训者,取消第二年各种培训机会。执行一年后护士参加培训率及合格率较高,但不同层级护士在能力方面的提升却并不明显。

案例解析

1. 分析该医院护理人员分层管理的现况 该医院在实施护理人员的分层培训、考核和使用时还存在以下一些问题:

(1)该医院的护士分层存在不合理现象:护士分层不能只对主管护师以下职称的护士进行分层,应包括所有在职的护理人员,分为 N0、N1、N2、N3、N4。这种分级涵盖了从刚毕业护士到主任护师整个职业生涯。

(2)该医院分层培训未按层级:分层培训应该按照层级严格执行,但该医院 N1 和 N2 护士理论培训内容相同;N1、N2 和 N3 的技能培训内容相同,未体现不同层级护士分层培训重点不同。如 N1 侧重于常见疾病、检查、治疗、药物、护理技术及护理问题等的培训,强调服务礼仪、理念及品质等人文培训;N2 则侧重于重症及疑难病人的护理、身体检查及身、心、社会层面全面评估、沟通技巧、院感知识、纠纷预防及处理、发现、分析及解决问题等方面知识及能力培训。若培训内容相同,则 N1 和 N2,甚至 N3 在相应层级所应具备的能力方面将不存在差异,使得护士分层管理难以达到真正的分层。

(3)该医院分层培训内容不够系统化:不同层级护士能力要求不同,所以培训的侧重点应根据其所在阶层必须具备的能力进行相应的规划,但该医院将培训任务下达到各科室,并未对内容进行要求,而是各科室根据自己科室特点进行相应的培训,这难以达到培训系统化的目的。

(4)优点:①能根据护士需要安排多场次相同培训,以保证该层级护士人人能参加,提高了护士分层培训的参与率。②能将分层培训完成情况与绩效及外出培训机会挂钩,提高了培训参加率。③将考核与层级挂钩,进行合理的激励机制,对表现不好者给予降级的处罚,对表现突出者给予升级的奖励。

2. 如何实现真正的分层管理 该医院可通过以下几方面进行改进:

(1)对护理人员从新毕业入职到主任护师进行合理分层,保证护理人员在整个职业生涯中都是不断学习,不断提高的。

(2)根据每个阶层护理人员所应具备的能力,做好相应的培训计划,并安排合适的人员进行理论和技能授课,真正达到层级与能力相匹配。

(3)不要简单地将工作年限及职称作为分层的划分依据,应将不同层级所应具备的能力,进阶的标准、降级的原因一一阐明,让护士根据自己的特点申请相应的层级,促进他们学习的欲望,激发他们学习的潜能。

 小 结

本章首先从护理人员招募与遴选的方法技术、影响因素,护理人员的编配原则、方法和护理人员分配等方面详细阐述了如何做好护理人员的招募与遴选工作。学生通过本部分学习能初步认识医院护士招募与遴选的程序和方法,学会根据编制原则及工作量进行人员测算。其次,人才培养和管理、分层管理及案例解析等方面分析了护士分层管理和临床专业能力提升的关系。通过学习,学生应能够阐述护理人才和临床能力的概念,知晓护士分层管理和临床专业能力提升的关系,并学会通过案例解析将所学章节知识融会贯通。

（李华萍）

 思考与练习

一、选择题

A1 型题

1. 以下属于最古老、最基本的人员遴选方法的是
    A. 笔试　　　　　　　　B. 面试　　　　　　　　C. 操作技能考核
    D. 心理测试　　　　　　E. 学历筛选

2. 下列**不是**内部招募与遴选的优点的是
    A. 有利于保证质量
    B. 有利于调动组织内部员工的积极性
    C. 利于人才储备
    D. 为组织注入新的活力
    E. 可促进员工绩效

3. 按照 1978 年的《编制原则》,护理人员占卫生技术人员总数的
    A. 50%　　　　　　　　B. 75%　　　　　　　　C. 25%
    D. 30%　　　　　　　　E. 36%

4. 按《编制原则》,以下对医院工作人员之比核算**错误**的是
    A. 400 张床位,按 1∶1.40～1∶1.50 计算
    B. 200 张床位,按 1∶1.30～1∶1.40 计算
    C. 1000 张床位,按 1∶1.60～1∶1.70 计算
    D. 320 张床位,按 1∶1.30～1∶1.40 计算
    E. 450 张床位以上,按 1∶1.60～1∶1.70 计算

5. 下列**不属于**护理人才特质的基本要素的是
    A. 德　　　　　　　　　B. 沟通技巧　　　　　　C. 才
    D. 身体状况　　　　　　E. 识

6. 以下按照人才专长将人才分类的是
    A. 临床护理专家　　　　B. 优秀人才　　　　　　C. 外显人才
    D. 普通人才　　　　　　E. 杰出人才

7. 下列属于护理人才培养的基本途径的是
    A. 案例分析　　　　　　B. 进修　　　　　　　　C. 培训
    D. 学历教育　　　　　　E. 学术研讨

8. 下列**不是**护理人才稳定的影响因素的是
    A. 工作强度　　　　　　B. 社会地位　　　　　　C. 经济收入
    D. 家庭收入　　　　　　E. 职业发展

9. 以下**不属于** N1 级护士所必须具备的能力的是
    A. 业务工作　　　　　　B. 沟通与协作　　　　　C. 突发事件应急
    D. 健康教育　　　　　　E. 教学和科研

笔记

10. 以一站一技能的方式考核临床能力的方法是
    A. 观察法　　　　　　　B. 床边考核法　　　　　C. 模拟病人考核法
    D. OSCE　　　　　　　 E. 模拟情景考核法

A2 型题

11. 某医院在进行护理人员招募和遴选过程中,及时将笔试成绩、技能考核成绩、面试成绩及总成绩公布在医院网站上。该医院在人员招募与遴选时遵循的原则是
    A. 公开　　　　　　　　B. 竞争　　　　　　　　C. 平等
    D. 择优录取　　　　　　E. 量才而用

12. 实习护士小李家境殷实,在毕业季找工作时,放弃了发展前景良好、经济收入高的三级甲等医院的入职机会,选择了上班轻松、不用三班倒的社区服务中心工作,影响小李选择的原因是
    A. 求职强度　　　　　　B. 求职动机　　　　　　C. 个性偏好
    D. 家庭背景　　　　　　E. 胜任力

13. 某医院普通外科共有床位数 50 张,医院给该科室配备了 12 个医生,20 个护士,该医院配备护士的依据是
    A. 医护比 1:2
    B. 床位与病房护理人员之比为 1:0.4
    C. 护医比 0.6:1
    D. 按照工作量法计算
    E. 按平均工时表

14. 贾护士长在排班时根据科室工作量,每日至少安排 8 名护士在岗,同时根据护士提出的排班需求进行人员调整,贾护士长依据的排班原则是
    A. 满足需求　　　　　　B. 结构合理　　　　　　C. 效率
    D. 按职上岗　　　　　　E. 公平

15. 某医院护理部要求所有入职 2 年以上本科生每年进行全院教学查房一次、病例讨论一次,护理部采用的人才培养方法是
    A. 鼓励个人自学　　　　B. 科室轮转学习　　　　C. 护理实践培养
    D. 学术活动　　　　　　E. 参加培训班

A3/A4 型题

(16～18 题共用题干)

某医院护理部在进行护理人才培养和储备上做了大量的工作,对所有入职的本科以上学历护士要求严格,入职 5 年内不间断进行科室轮转、外出学习、进修等培训,对表现突出的予以相应的专科培训。

16. 以下**不属于**护理人才特点的是
    A. 实践性　　　　　　　B. 晚熟性　　　　　　　C. 群体性
    D. 理论性　　　　　　　E. 逐步成才

17. 该院护理部采用的人才培养途径是
    A. 院校教育　　　　　　B. 在职学历教育　　　　C. 继续教育
    D. 补充教育　　　　　　E. 学历教育

18. 护理部对入职 5 年的本科护士不间断进行科室轮转、外出学习、进修等培训,对表现突出的予以相应的专科培训,遵循了人才培养原则中的
    A. 长远规划与短期需要相结合
    B. 基础训练与专科训练相结合

C. 普遍培养与重点培养相结合

D. 临床实际能力与综合能力培养相结合

E. 理论与实践相结合

（19～20题共用题干）

陈护士长硕士研究生刚毕业,担任护士长以来,排班问题让她很头痛,有时候科室都是新护士上班,常规护理工作也感觉特别忙,不够有条理;有时候都是老护士上班,明明应该很忙的,却是风平浪静,工作有条不紊的进行。白班5个护士忙得人仰马翻,夜班3个护士却很清闲。

19. 陈护士长把护士新新搭配和老老搭配,违背的护士分配原则是

　　A. 满足需要　　　　　　　B. 结构合理　　　　　　　C. 按职上岗

　　D. 效率　　　　　　　　　E. 公平

20. 陈护士长排班时有欠考虑,从而导致白班忙夜班闲的因素的是

　　A. 护理分工方式　　　　　B. 护理人员素质　　　　　C. 护理单元特殊需求

　　D. 护理工作时段特点　　　E. 医院政策

二、思考题

某医院引进分层管理对护士进行分层培训、考核,使用实施一年后取得了较好成绩,护士参与培训率和培训合格率大幅度提升,新护士临床胜任能力得到提高,老护士的工作满意度得到提高,病人安全和护理质量得到保证,病人满意度提高,全院处于良好的学习氛围之中。

请思考:

1. 护士分层管理为什么能提升他们的临床专业能力?

2. 临床专业能力可以通过哪些方面进行测量和考核?

第五章 岗位设置与绩效管理

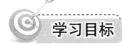
学习目标

1. 掌握岗位设置的原则、岗位管理及护理成本的概念。
2. 熟悉岗位设置与绩效管理的关系,护理岗位调整原则及流程。
3. 了解评价临床路径与个案管理在临床实践中的异同点。
4. 能正确运用临床路径和个案管理进行病人的管理。
5. 具有运用相应的考核方法评价绩效的能力。

第一节 岗位管理

随着《护士条例》的颁布、实施及优质护理服务的进一步推进,如何提升护理管理水平,提高医院运行效率,成为当下的热点问题。卫生部于 2012 年提出:在医院护士队伍中变身份管理为岗位管理,将适合的人安置到适合的岗位,减少人才浪费,做到事得其人、人尽其才、人事相宜,从而使护士价值得到体现,护理管理水平得到提升,医院运行效率得到提高。

一、护理岗位设置

(一)岗位及岗位管理的概念

1. 岗位(position) 指医院中为完成某项任务而设立的工作职位,处于组织结构的节点或末端。

2. 岗位管理(position management) 以组织中的岗位为对象,科学地进行岗位设置、岗位分析、岗位评估等一系列活动的管理过程,是医院进行人力资源管理的平台。

(二)护理岗位设置的原则

护理岗位设置应遵循科学管理的原理、行业特点及医院院情,结合医院目标和任务,真正做到人、事、岗三者匹配。护理岗位设置是否科学合理,是否符合医院目标、任务和特点直接影响护理人员的发展和医院效率的高低。因此,在进行护理岗位设置时应在因事设岗的基础上遵循以下原则:

1. 最低数量原则 即用尽可能少的岗位设置来完成尽可能多的任务。护理岗位设置的数量应依据医院在诊疗护理过程中需要的岗位数量来确定,以有效完成临床护理工作所需岗位的最低数为标准。这样既可避免人力资源的浪费,又可最大程度发挥在岗护理人员的潜能。

2. 目标与任务原则 护理岗位设置本身是为完成医院的目标和任务服务,也是完成医疗护理任务的重要举措。科学合理的护理岗位设置可提高护理质量,保证病人安全,有利于医院的高效运行。

3. 责权匹配原则　责权是否对等,直接影响护理人员工作能力及积极性的发挥。因此,在进行护理岗位设置时,应保证每个岗位责权匹配,在其位,谋其政,担其责;否则易导致职权滥用或难尽其责。

4. 有效配合原则　医院是开放的系统,岗位之间要做到相互协调,相互配合,减少因沟通不良或配合不当引起的消耗,发挥整体大于局部的功能,以保证医院目标的实现。

5. 最低岗位层次原则　根据岗位需求,结合岗位说明书,能设置低层次岗位的,绝不设置高层次岗位。

（三）护理岗位的分类

依据不同的分类方法,护理岗位分类不同:

1. 依据专业方向侧重点不同　可分为急救护理、危重症护理、康复护理及社区护理等岗位。

2. 按责任大小、工作难易及技术要求　可分为若干职称等级,如护师、主管护师、副主任护师、主任护师等岗位。

3. 依据护理分工不同　可分为护理管理岗位、临床护理岗位及其他护理岗位3种。护理管理岗位是从事医院护理管理工作的岗位;临床护理岗位是护理人员为病人提供直接护理服务的岗位;其他护理岗位是护理人员为病人提供非直接护理服务的岗位。护理管理岗位和临床护理岗位的护理人员应当占全院护理人员总数的95%以上。

（四）护理岗位评估

1. 护理岗位评估　以护理某岗位作为评价的客体,通过对该岗位责任大小、工作强度、所需任职资格等进行评估,以确定岗位重要性的过程。

2. 护理岗位评估的原则　进行护理岗位评估时应遵循以下原则:

(1)岗位评估的对象是岗位而不是岗位上的护理人员。

(2)让护理人员积极地参与岗位评估,这样容易让他们对岗位评估的结果产生认同感。

(3)岗位评估的结果应该公开。

3. 护理岗位评估方法　常用的护理岗位评估方法有岗位参照法、分类法、排列法、评分法和因素比较法。其中分类法、排列法属于定性评估;岗位参照法、评分法和因素比较法属于定量评估。

二、护理岗位分析

（一）护理岗位分析的概念

护理岗位分析是指通过观察和研究,对特定的岗位作出明确规定,并规定该岗位护士所需素质要求的过程。要做好岗位分析,需收集以下几方面信息(6W1H):who——谁来胜任此岗位? what——该护理岗位具体工作内容是什么? when——工作的时间安排? where——工作的完成地点? why——为什么要做这项工作? for who——该工作的服务对象是谁? how——工作如何开展?

（二）护理岗位分析的内容

护理岗位分析内容包含基础工作和中心内容两部分,基础工作主要包括6W1H信息的收集,整理、分析及加工。中心内容主要包括:①分析岗位名称是否符合标准、能否反映工作性质和内容、是否简洁明了。②对岗位任务进行分析,是否明确规定了工作行为,如工作内容、完成工作的方法和步骤等。③分析该岗位是否符合责权匹配的原则。④分析该岗位可能要涉及的与其他岗位的协作关系等。⑤分析该岗位所要达到的工作目标。⑥分析胜任该岗位的工作人员需具备的条件。

（三）护理岗位分析的步骤

护理岗位分析过程一般包括4个阶段：准备阶段、调查阶段、分析阶段和完成阶段。准备阶段主要是制订岗位分析计划并做好岗位分析的基础工作；调查阶段主要在于获得信息，常用的调查方法有文献法、问卷法、访谈法、工作实践法、典型事例法、观察法等；分析阶段是对所收集的信息进行整理、分析及加工处理；完成阶段即对收集的信息加工处理后形成护理岗位说明书的过程。

（四）主要护理岗位说明书

岗位分析的结果就是形成岗位说明书。岗位说明书包含：基本资料、工作概要、岗位描述、工作关系、任职资格、工作权限、协调关系及考核要点等方面。

三、岗　位　公　布

岗位公布是指护理岗位在设置妥当并经过岗位分析后形成完整的岗位说明书，依据岗位说明书中对职位及任职资格等要求通过医院网站、互联网、校园招聘、报纸或者专业的招聘机构向外公布，公布内容包括岗位种类、岗位数量、岗位要求等。

四、护理岗位调整

在用人单位与劳动者之间依法建立了劳动关系之后，用人单位依据工作需要调整劳动者的工作岗位在用工实践中是十分普遍的现象。岗位调整主要是指劳动者的工种或职务的变化或变动。

（一）护理岗位调整原则

1. 相近相似原则　管理者对护理人员进行岗位调整，欲调整的岗位工作性质及内容要与原岗位存在相同或相似之处。如病区之间护理人员的调整就属于工作性质及内容与原岗位相近相似，但如果将护理人员调整至检验科等与护理工作关联不大的科室就违背了该原则。

2. 发挥特长原则　每个护理人员都有专长，用人单位在进行岗位调整时应考虑护理人员的专业、兴趣等，这样的调整能同时利于护理人员本身和医院的发展。比如，某护士申请到重症监护病房进修1年，并以优异成绩取得了重症监护专科护士证书，医院依据她的兴趣及专业特长将其从原来的普通病房护士岗位调整至重症监护病房护士岗位即符合此原则。

3. 公平公正原则　护理岗位在职务、职称晋升等岗位调整时，需按制度执行，遵循公平、公正、公开，做到人人机会均等，不厚此薄彼。

4. 收入基本持平原则　对护理人员进行岗位调整时，尽量保证岗位调整前后收入持平。事实上，在同一所医院内，护理人员之间的收入差距不大，一般与科室劳动强度成正比。

（二）护理岗位调整类别

1. 职务晋升　护理人员在工作中表现出色，通过竞聘等方式获得职务上的晋升。如由普通护士升为护士长助理或总带教，由护士长助理晋升为护士长，由护士长晋升为护理部主任等。

2. 职称晋升　护理人员毕业后经过多年工作，积累的工作经验、科研及技术等足以支撑他由护士晋升为护师、护师晋升为主管护师、主管护师晋升为副主任护师等，职称上的晋升也属于岗位调整范畴。

3. 降职、免职或降级　护理人员由于在工作中的疏忽或能力限制，给医院或病人造成不良影响的，经认定该护士不足以承担其目前所担任的职务或者所拥有的技术不足以达到其现有的职称水平，可对其降级或免去现有职务。

4. 换岗　护理人员在工作中,由于专业特长、兴趣与所在岗位不匹配可提出换岗申请;或由于特殊原因(如身体原因),导致其无法在现有岗位继续服务,可采取换岗。

5. 淘汰　护理人员若无法胜任现职岗位,经相关培训后仍无法胜任,可采取高职低聘或调整岗位直至淘汰。

(三)护理岗位调整流程

在临床护理工作中,由于医院或科室情况的变化,不可避免会发生护理人员在科室之间的调整,一般经由以下几个环节,如图5-1所示。岗位调整涉及劳动合同必备条款的调整,所以通常需要与员工协商一致,并订立劳动合同变更书。单位若在允许范围内需要单方变更,则依据合理性原则来处理。

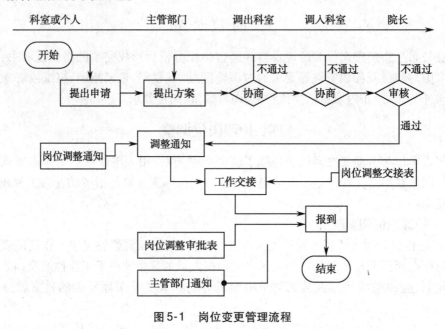

图5-1　岗位变更管理流程

第二节　医院绩效管理

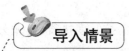

工作情景:

　　某医院近两年将要扩张,护理部为发掘和培养护理管理后备人才,采用了全院护士绩效考核的办法,制订了一整套绩效考核方案,涵盖了态度指标、技术指标、能力指标等多方面考核。在考核开始之前,将绩效考核方案公布在院内网上,明确规定评价标准,让护士知道该怎么做才能获得良好的绩效考核。

　　请思考:

　　该方案将考核标准公布是否符合考核的要求?

　　绩效管理作为先进的管理方法和管理手段,其最终目的是改善员工的工作绩效,顺利达到医院的战略目标,提高员工的满意度和成就感。科学的绩效管理是医院落实战略目标、人才选拔、人事晋升、员工培训、薪酬分配等工作的有效载体;能帮助员工明确工作方向和重点,强化工作职责,使成就和能力获得上级认可。

一、绩　效　管　理

（一）绩效管理概念

1. 绩效管理（performance management）　指组织和员工之间就员工承担的任务、职责、工作标准进行沟通和协商的机制，也是组织通过绩效计划的实施和管理，为员工和团队提供及时有效的行为和态度控制、调整以及反馈的过程，它涉及员工工作结果、工作行为和工作态度以及投入的相关要素的标准确定、评价和反馈。

2. 医院绩效管理（hospital performance management）　指对医院绩效实现过程中各要素的管理，它是基于医院发展战略基础之上的一种管理活动。

（二）绩效管理目的与意义

1. 绩效管理目的　①实现医院的战略规划和远景目标；②提高员工的绩效水平；③增强医院核心竞争力和提高市场占有率；④提高医疗技术水平和服务质量；⑤提高各级管理者的素质；⑥为员工职务变动、薪酬管理、成本核算、培训发展等管理活动提供科学依据；⑦检查医院规划目标和各项管理决策是否失误；⑧同一医院纵向比较不同年度的绩效水平。

2. 绩效管理意义　可以提高医院的运行效率及核心竞争力，降低运行成本，以适应医疗市场发展；能为员工指明努力的方向，明确自己的奋斗目标，全身心投入其中，以主人翁的姿态勤奋努力地工作，形成一种医院绩效文化的环境。

（三）绩效管理原则

1. 公开与开放原则　一个良好的绩效考核体系只有建立在公开和开放的前提下，才有可能取得组织成员的认同，从而推动其具体实施。

2. 客观与公正原则　绩效管理首先要做到以事实为依据，对员工的任何评价应有事实根据，避免主观臆断和个人感情色彩的影响。另外，对同一部门、同一岗位的员工，其考核标准应该是一致的。

3. 程序化与制度化原则　绩效考核是一种连续的管理过程，遵循程序化与制度化原则有利于了解员工的潜能，及时发现组织中存在的问题，有利于组织绩效提升。

4. 反馈与修改原则　指在绩效考评之后，各级部门主管应及时与被考核者进行沟通，把考核结果反馈给被考核者并进行解释说明，肯定其成绩和进步，指出不足之处。同时各级主管也应该认真听取并采纳被考核者的合理意见，以便更好地完善绩效管理工作。

5. 可靠性与正确性原则　①可靠性，又称信度，是指测量的一致性和稳定性。它强调不同评价者之间对同一个人或一组人评价结果的一致性。②正确性，又称效度，是指测量的结果有效地反映其测量内容的程度。它强调考核结果能否真实地反映特定员工工作内容的程度。

（四）绩效管理内容

绩效管理的内容包括以下几方面：

1. 绩效计划　指在绩效周期开始时，由上级和员工一起就绩效周期内的绩效目标、绩效过程等进行讨论并达成一致，是绩效管理系统的起点。

2. 绩效跟进　也称绩效监控，指在整个绩效周期内，通过上级和员工之间持续的沟通来预防或解决绩效周期内可能发生的各种问题的过程。

3. 绩效考评　指在绩效周期结束时，选择相应的考评内容与方法，收集相关信息，对员工完成绩效目标的情况作出评价。

4. 绩效反馈　是使员工了解自身绩效水平的绩效管理方法。

5. 绩效考评结果的运用　运用于薪酬奖金分配、职位的调整、员工培训与发展。

二、医院绩效考核

（一）医院绩效考核概念

1. 医院绩效考核　指医院或院长作为考核主体对照工作目标或绩效管理的标准,采用科学的考核方法来评定员工和医院各部门履行职责、完成任务和发展的情况,并将结果反馈给被考评者的工作过程。

2. 护士绩效考核　是医院绩效考核的一部分,指对各级护理人员工作中的成绩和不足进行系统调查、分析、描述的过程。在医院实行绩效管理,科学有效地评价护士绩效有利于提升护理工作质量、提高护士的工作技能、工作满意度、主观能动性和创造力等。护士绩效考核的目的是培养和造就一支拥有高素质、高度敬业精神的护理队伍,以提供优质、高效的服务。

（二）医院内部绩效考核的原则

1. 实事求是　绩效考核的出发点无疑是推进医院改革,增强医院在业界的竞争力,以便更好地生存和发展。因此,应从社会"大环境"和医院"小环境"出发,实事求是,依据医院院情寻找适合的绩效考核方案。

2. 公平、公正、公开　医院内部绩效考核应公开透明,坚持民主公开原则,将考核中各环节置于群众的监督之下。

3. 客观、科学、全面、综合　多用客观指标,少用主观指标。对绩效进行考评时尽量多用几种评估方式综合评估,参与评估的人员可以是上司、同事和其他相关的工作人员。

4. 个性化　科室类别不同、职业分工差异、个人条件和工作特点,在医院内部绩效考核指标体系中均有所体现。

5. 重视提高一线医务人员待遇为前提　医院的一线医务人员占据大部分比例,且他们是为医院创造财富和效益,实现医院目标的重要组成人员。因此,考核时政策上要有所倾斜,以调动其积极性和主观能动性。

6. 常规化、制度化　绩效考核除了对员工以往的工作表现和绩效作出决定,也应对其将来的绩效作出推断和预测。因此,绩效考核应该常规化、制度化,才有利于员工的潜能被全面了解,不足和缺陷才能被发现和改进。

（三）绩效考核关键指标的选择原则

护理工作涉及面广,可参考的绩效考核指标繁多,在绩效考核的过程中难以将所有指标纳入到考核体系中,因此需要选定一些既能很好地反映护理人员绩效,又能让考核的主体做到客观评价的关键指标。关键指标的选定需遵循以下原则:

1. 目标一致性原则　系统目标、考核目标和考核目的的一致性。

2. 可测性原则　信息的获取方法应简单易行,很难收集绩效信息的指标一般不作为绩效评价的指标。

3. 少而精原则　选择关键绩效指标,易于被员工接受和理解,也可以促使评价者迅速了解绩效评价系统,掌握相应的评价方法和技术。

4. 独立性和差异性原则　独立性原则强调评价指标之间的界限应该清楚明晰,避免发生含义上的重复;差异性原则是评价指标需要在内涵上有明显的差异,使人们能分清它们之间的不同。

（四）护士绩效考核的关键指标

护士绩效考核关键指标一般包括工作量、护理质量、职业发展、基本素质几部分。

1. 护理工作量　主要从护理操作、基础护理、健康教育、护理文件书写、护理级别、班次等方面体现。

2. 护理质量　从护理措施是否到位和病人满意度这两方面对护理人员进行考核。

3. 职业发展　从临床带教、科研能力、参与管理3方面对护士进行考核。

4. 基本素质　这一考核指标主要包括两方面：①能级管理，包括职称、工作年限和学历等。②护理人员的自身素质考核，包括劳动纪律、沟通能力、合作精神等。

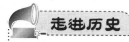

绩效管理故事

著名管理学家、畅销书作家肯·布兰查德（Ken Blanchard）在谈到绩效管理的时候举了一个他教学的事例。

他说："我在大学教学的十年里，有时会与其他的老师出现分歧，因为我总是在上课的第一天就把期末考试的题目告诉了我的学生。当同事问我为什么这么做时，我回答道：'我计划用一个学期的时间去教授他们问题的答案，这样，当期末到来时，每个人都将会得到A的成绩。'"

他的教学事例类似于一个有效评估系统的3个组成部分：

1. 制订目标后，进行作业计划。

2. 在不断反馈的基础上完成每天的训练。

3. 当所有的作业完成后，进行业绩评估。

（五）绩效考核方法

1. 考核方法选择的原则

（1）内容要先进：要反映组织的科学技术水平、管理水平，应以多数护士能达到的水平为考核及格分。

（2）标准合适：必须具有挑战性，但又不是不可及的。

（3）方法公开：方法应为人所知、清楚明了。

（4）文字应简洁、通俗：减少考核主体对词汇概念理解的不同而产生的评定差异。

（5）定性和定量相结合：尽可能用数据考核，不能用数据考核的指标则用定性的方法考核。

2. 几种不同考核方法介绍

（1）强制分配法：该方法是按照事物正态分布的规律，事先确定好各考核等级人数在医院某部门或科室员工总数中所占的比例。如将考核等级分成"优良、中等、有待改进"三等时，所占总数的比例分别为30%、40%、30%；若分成"优秀、良好、中等、有待改进、不足"五等时，所占总数的比例分别为5%、25%、40%、25%、5%，然后再结合被考核员工数量算出各等级人数，按照每人绩效的相对优劣排序，强制列入其中某一等级。

（2）量表考核法：主要包括图尺度考核法、行为锚定等级考核法等。

1）图尺度考核法：也称图解式考核法，是最简单且应用最普遍的工作绩效考核方法之一。该考核法需制定不同考核等级的定义、说明（绩效构成要素、绩效指标等）和相应的分数；考核者针对每一个绩效构成要素或绩效指标，按照既定的等级进行考核，得出与实际绩效相符的分数；将所得分数汇总即为最终的考核结果。

2）行为锚定等级考核法：又被称为行为尺度评定量表法或行为刻度评定量表法，是关键事件考核法和考核量表相结合的一种方法，即用具体行为特征的描述来表示每一种行为标准的程度差异。

（六）改善医院绩效考核效果

1. 影响医院绩效考核效果的主要因素

（1）绩效考核本身的问题：考核指标设置不合理、考核标准不清、考核脱离日常工作、考核时间不恰当等。

（2）考核主体因素：主要包括考核者的主观意识和对被考核者的了解程度两方面。

（3）绩效考核结果的反馈沟通：考核结果是否得到被考核者认同和合理利用。

2. 改善医院绩效考核效果的方法

（1）科学进行工作分析：通过对工作的科学分析，选择客观的考核指标和合理的考核方法，建立有效的考核制度，规范绩效考核时间等。

（2）选择合适的考核者：考核者需了解考核目的和内容，熟悉考核的相关技术，熟知对被考核者的工作内容、性质和工作表现。

全力以赴的兔子

猎人去打猎，击中一只兔子的后腿，受伤的兔子拼命地奔跑。猎狗飞奔去追赶兔子，可是并没有追到。猎人骂猎狗："你真没用，连一只受伤的兔子都追不到！"猎狗听了很不服气地回道："我尽力而为了！"

再说兔子带伤跑回洞里，它的兄弟们惊讶地问它："那只猎狗很凶呀！你又带了伤，怎么跑得过它的？""它是尽力而为，我是全力以赴呀！它没追上我，最多挨一顿骂，而我若不全力地跑我就没命了！"

人本来是有很多潜能的，但是我们往往会对自己或对别人找借口："管它呢，我们已尽力而为了。"事实上尽力而为是远远不够的，尤其是在现在这个竞争激烈、飞速发展的时代。

三、绩效考核案例分析

某综合性医院的绩效管理

随着优质护理服务的开展，某三级甲等医院为了调动护士的工作积极性，发挥护士的潜能，为病人提供更加优质的护理服务，达到以服务取胜，获得较好社会效益的目标，于2012年开始实施护士绩效考核与岗位管理。护理部授意某护士长制订一套绩效考核方案，该护士长根据其科室实际情况，制订了一套绩效考核方案，考核关键指标包括：工作量、岗位系数、职称系数、护理质量、医生对护士的评价、病人对护士评价、额外的加分等。该方案在护士长例会上通过，对其他护士长进行简短培训后该方案正式实施。方案实施半年后，护理部发现ICU自从实施绩效考核后原本很优秀的护士得分不高，普通护士得分却较高。绩效考核为什么不能让她们的能力得到体现呢？护理部决定找ICU护士长及参与管理的高年资护士面谈，听取她们的反馈意见。

ICU护士长认为，自从实施该方案后，加大了ICU的管理难度，ICU原本协作好的护士工作协作性变差了，她们认为这不是她们的工作，做了也不会给自己的绩效加分；碰到需减少上班人员时，无人服从，因为她们认为减班会对工作量造成很大影响，无法达到其岗位所需工作量，直接影响了奖金分配；协助护士长参与ICU管理的护士得到的评分反而比普通护士低，导致年资较高的护士拒绝参与管理。护士长在进行绩效考核时花费较多时间，且认为得分高低难以真正体现工作积极与否，如有些护士工作积极性不高，却难以给她扣分；

有些护士很突出,但也没有相应的加分项目或加分的权重过低,绩效不能得到全面的体现。

协助护士长参与病房管理的高年资护士认为,让医生评价护士太主观,有些医生持中庸态度,谁都一样;有些医生,根据关系近疏评分。而她因此得分不高;此外,病人评价在 ICU 也极不合理,ICU 病人基本难以对护士作出评价。某护士说:"参与管理额外加分权重不合理,我没有行政任命,岗位系数和职称系数不变,额外加分权重少。我操心不少,但得到的与付出不成比例。没参与管理,我不得罪人,得分还高一些,还不影响我晋升。"

案例解析

1. 存在的问题

(1)绩效管理目标不明确:医院的目标是提高医院各部门工作效率,绩效管理目标要与医院目标保持高度一致。因此,绩效管理目标应确定为准确评估员工绩效,并督促员工努力提高个人绩效,从而实现医院目标。然而,该绩效管理方案并不能准确反映 ICU 护士的工作绩效,无法督促员工努力提高个人工作积极性,反而使得大家消极怠工,增加了管理的难度。

(2)考评人员有很大局限性

1)民主评议不合适:病人作为民主评议者之一,是能评判护士工作表现的,但 ICU 中的病人由于病情限制,无法作出考评,而家属替代的评议则缺乏客观性;医生在对护士进行评议时也不可避免地受从众心理及两人关系好坏的影响。民主评议中主观成分很大,民主评议的客观公正性不得不让人怀疑,绩效考评也失去了意义。

2)考评人员未经培训:本案例中只对护士长进行了短暂的培训,ICU 的医生、病人及家属均未经培训,他们在对护士进行评议中难以做到客观、准确及全面。

(3)考评内容不合理

1)考评内容过于统一:不同部门和岗位的要求、工作性质、工作方式有很大差别,所以要求对各部门的考评应有所侧重,针对其工作岗位的特点,确定相应的考评方法,选择适当的考评项目。然而,该医院却采用统一标准、统一尺度、统一考评项目,对全医院护理人员进行考核,致使医院中工作出色的员工及科室的绩效考核结果与其表现不对等。考评不但没有正面作用,反而出现负面作用。

2)评价标准描述不准确:对于同一个考评项目,不同部门、不同岗位要设立不同的评价标准。然而,该医院执行统一的评价标准,描述也是泛泛而谈,结果根本无法做到针对不同部门的特点做准确、细致的描述。

2. 解决方案

(1)参考该方案,在充分调查、研究、分析的基础上制订符合自己科室工作方式、工作任务和特点的考评项目和绩效考核方案。如 ICU 是一个大家协作、共同参与抢救的部门,工作量的核算难以真正分清,因此在制订考核项目时,要适当的将工作量所占权重下降,增进大家的协作精神,服从护士长增减班次的安排;参与病房管理可以调动大家的工作积极性,适当增加权重,促使所有护士积极主动参与病房管理。考评项目都分为优、良、完成、基本完成、未完成 5 部分,人力资源部对每一个级别的要求都要作细致的描述,使每一考评人员、被考评人员都准确地认识到什么是最好的、怎么做才是医院最需要的,只有这样才能实现考评目标。

(2)至少采用两种以上绩效考评方法,减少因主观因素过多影响考评的客观性。可采用强制分配法,也可采用行为锚定法作为考核方法,做到主客观相结合。

(3)选择合适的关键性考核指标,降低考核难度,避免考评者花费大量时间,或考核太过繁杂而导致考核结果过于空洞和不切实际。如在 ICU 的考评指标选择上除了可使用病人及医生评价作为考评指标外,还可增加一些诸如是否参与科室管理、是否参与教学、是否参与科研等客观指标作为考评指标。

（4）合理选择考评人员并对考评人员进行专门培训,保证考评的准确性。

（5）公布评价标准和评价结果。

（6）及时沟通反馈,动态调整。

第三节　护理成本控制

随着我国医疗服务市场的开放,卫生服务改革的深入,如何利用有限的护理资源为社会提供高效的护理服务,减少病人医疗费用、降低医院成本,护理成本控制发挥着重要作用。

一、成本的概念与分类

（一）概念

1. 成本(cost)　指生产、服务等过程中的生产资料和劳动消耗。它包括 3 个方面的含义:①成本是指消耗的物质资料、人力、时间及其他的服务量;②成本须以货币单位来衡量;③成本以衡量资源的使用量为目的。

2. 护理成本(nursing cost)　指医院为病人提供护理服务所消耗的全部费用,或指在给病人提供诊疗、监护、防治、基础护理技术及服务过程中物化劳动和活劳动的消耗。物化劳动是指物资资料的消耗;活劳动是指脑力和体力的消耗。

（二）护理成本分类

在管理工作中,可以根据需要,按照不同的管理目的和标准对成本进行分类。

1. 按成本的可辨认性　可分为直接成本与间接成本。

（1）直接成本:专为提供护理服务而发生的费用,如护理人员的工资、护理材料、易耗品等其他护理费用。

（2）间接成本:无法直接计入到某护理服务项目中,而采取分摊的部分费用,如行政管理费、辅助科室费等。

2. 按成本的可控性　可分为可控成本和不可控成本。

（1）可控成本:护理部分或个人职责范围内能够直接确定和控制的有关成本,如护理材料等。

（2）不可控成本:指在护理部门或个人职责范围内无法直接掌握,或不受某一特定部门服务量直接影响的成本,如固定资产折旧费用等。

二、护理成本的组成

护理的成本主要包括护理人员的薪资、护理人力成本、器材与设备、供应物品等。

1. 薪资　护理人员薪资的给付是按学历、年资、服务、出勤情况、工作绩效等计算。理想中的薪资计算是 70% 为应有薪资,30% 为机动薪资。

2. 护理人力成本　是护理成本中最重要的部分,可由护理人员直接照顾病患时数来计算,也可通过护理活动、护理工作所需的时间加以测定。

3. 器材与设备　非一般消耗品,精密和造价昂贵的仪器在医疗成本中占有重要比例。

4. 供应物品　属消耗品,会随着单位病患人数变动而改变,大部分医院会大量、统一购买,各病房根据科室的消耗情况请领。

笔记

三、护理成本控制的策略

(一)护理成本核算

1. 护理成本核算(nursing costing) 指医疗机构把一定时间内发生的护理费用进行审核、记录、汇总、归集和分配并计算护理服务总成本和单位成本的管理活动。

2. 常用的护理成本核算方法

(1)项目法:以护理项目为对象,归集和分配费用来核算成本的方法,如医院中对更换床单、口腔护理、预防压疮护理成本的核算。

(2)床日成本核算法:护理费用的核算包含在平均的床日成本中,护理成本与住院时间直接相关。

(3)相对严重度测算法:将病人的严重程度与利用护理资源的情况相联系,如治疗干预评分系统(TISS)用于ICU病人的成本测算。

(4)病人分类法:以病人分类系统为基础测算护理需求或工作量的成本核算方法,根据病人的病情程度判定护理需要,计算护理点数或护理时数,确定护理成本和收费标准。

(5)病种分类法:以病种为成本计算对象,归集和分配费用,计算出每一病种所需护理照顾成本的方法。

(6)综合法:即计算机辅助法,结合病人分类系统及病种分类法分类,应用计算机技术建立相应护理需求的标准,实施护理,从而决定某组病人的护理成本。

(二)护理成本控制

1. 护理成本控制(nursing cost control) 指按照既定的护理成本目标,对构成成本的一切耗费进行严格的计算、考核和监督,及时发现偏差,分析产生偏差的原因并及时采取有效纠偏措施,将护理成本限制在目标范围内的管理方法。

2. 护理成本控制的程序

(1)根据定额制定护理成本标准:护理成本标准是对各项费用开支和资源消耗的定量指标,是护理成本控制和护理成本考核的依据。

(2)实施标准:指对护理成本的形成过程进行测算和监督。根据护理成本指标,审核护理工作中各项开支,并执行降低护理成本的措施,以保证护理成本计划顺利实现。

(3)确定差异:核算合理工作中实际消耗与护理成本预算的差异,确定发生护理成本差异的程度和性质,分析造成差异的原因,确定责任归属。

(4)消除差异:组织护理人员挖掘护理工作中增产节能的潜力,提出降低护理成本的新措施或修订护理成本标准的建议。

3. 护理成本控制的方法

(1)人力成本控制:在实际工作中,常采用以下方法进行人力成本控制:①机动护理人员制度:将人员过多的病房人力机动性地支援其他病房。②兼职制或部分工时制:可以很好地缓解人力不足的现象,同时也可以增加护理人员的收入。③辅助人力的运用:运用非专业护理人员,经训练合格后协助部分基础护理工作。④信息化:建立护理信息化系统,如电子病历、移动工作站的使用等,可以很大程度地减少护理工作量,降低护理人力成本。

(2)工作简化:是各级主管的管理工具,协助主管了解组织中的各项问题,应用科学的方法,分析现行的、复杂的工作流程,找出缺点,寻求更经济有效的方法与程序,增进工作效率,降低成本。

(3)器材与设备:器材与设备成本占医院运营成本的30%~50%,其管理的好坏对医院运营有关键性影响。在器材与设备的申请、储存等方面要依据过往经验及科室的具体情况

第四节　临床路径与个案管理

临床路径与个案管理是新的管理理念和模式,在保证、维持和改善医院医疗质量及降低病人医疗费用方面起到重要作用。目前,临床路径已被广泛应用于医疗护理实践中。个案管理在我国大陆地区起步晚,还未形成规模应用,但在国外及我国台湾、香港地区已经普遍使用。

一、临 床 路 径

(一) 概念

临床路径(clinical pathway)是由一组医护人员根据循证医学的原则,将某种疾病或手术的关键性治疗、检查和护理活动标准化,使顺序以及时间安排尽可能达到最优化,使多数罹患此病或实施此手术者从入院到出院依此流程接受治疗和护理,使病人获得最佳的、标准的医疗服务。

(二) 临床路径的制订与实施

1. 临床路径的制订

(1)选择疾病:在临床路径的病种选择时需考虑:①医院的专长;②医生的兴趣;③已经实施临床路径的医院成功及失败的经验;④费用的承受能力;⑤病例分布和住院量、平均住院天数、各种疾病的专业治疗量等;⑥参与人员的业务素质。

(2)组成发展临床路径的专家医疗护理团队:建立一支完整的、多学科的队伍,对于开发临床路径来说至关重要。以脑卒中为例,其临床路径最理想团队应包括神经内科医生、脑卒中专科护士、康复师、营养师、医务社会工作者等。

(3)收集相关材料:发展临床路径需收集的资料包括:①该疾病最近几年在本医院或本病房的平均住院日;②该疾病的一般用药、检验、治疗、护理的常规;③该疾病每天的治疗护理实施情况;④该疾病治疗护理的结果与并发症发生的情况;⑤国内外有关该疾病的最新资料和研究结果。

(4)制订临床路径初稿:制订临床路径的初稿是比较困难的。编写临床路径前,每位组员最好先按时间顺序列出自己对课题有关问题的常用处理方法,寻找科研文献支持自己的论据。团队的领导人在会议之前先思考并找出课题的关键点,把这些关键点放入临床路径。

(5)确定临床路径:临床路径初稿需要经过团队人员多次讨论和协调,参考临床工作的实际情况、循证文献和医疗护理标准,经委员会审查后才最后确定。确定后的临床路径进入临床实施,试用3个月后评价,必要时再次修订。

2. 临床路径的实施

(1)教育宣传:在实施临床路径前,必须先对专业人员进行培训,使医生、护士和其他科室人员明确各自的角色和职责,通过沟通协调达成共识。

(2)临床路径使用:按照临床路径的纳入标准,实施临床路径。

(3)路径差异的处理:路径差异也称路径变异,是指在按照临床路径的标准计划,实施病人照顾过程中出现了事先没有预计到的情况。一般来说,导致路径差异的原因大致可分为3类:①病人因素,指因病人个体差异或行为不依从导致其健康状况未能达到预期治疗或护理效果。②照顾者因素,照顾者未能为病人提供预期的照顾水平。③机构因素,因机构运作问题未能为病人提供预期的服务。

（三）临床路径的应用

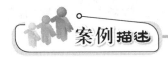案例描述

急性单纯性阑尾炎临床路径

小林,男,22岁,大学生,晚饭后突发腹部疼痛,位置不定,数小时后转移至右下腹,且持续性加重,无放射痛,前来就诊。体格检查:T:38℃,P:100次/分,BP:110/80mmHg;血常规:Hb 140g/L,RBC 4.5×10^{12}/L,WBC 15.0×10^{12}/L;麦氏点固定压痛,反跳痛,腹肌紧张,结肠充气试验阳性。门诊拟"急性单纯性阑尾炎"收入院。

经评估小林符合进入临床路径的条件,实施临床路径。

以时间为横轴,以评估、皮肤护理、伤口护理、引流管护理、体位护理、营养补给、一般护理、健康宣教、出院计划、路径差异为纵轴,制订小林住院期间完整临床路径记录单,详见表5-1。病人当日完成各项术前检查和准备工作,进行手术,术后其父母陪伴照顾。

表 5-1　小林住院期间临床路径记录单

××医院	病区:普外科		入选条件:经确诊为急性单纯性阑尾炎		
床号:8	住院号:1234567		姓名:小林　性别:男　年龄:22岁		
临床路径:急性单纯性阑尾炎临床路径					

日期 项目	入院当日			术后 第1日	术后 第2日	术后第3日 至出院
	入院	术前准备	术毕			
评估	进行入院评估、测量生命体征	1. 评估病人血、尿、粪常规、生化、肝肾功能检查、心电图检查均正常 2. 血型为"A"型 3. 体重65kg	1. 评估病人生命征正常 2. 用数字法评估病人疼痛程度为3	1. 评估病人T:37.5℃,考虑为外科热,血压正常 2. 评估病人已排气,与病人共同制订饮食计划	1. 评估病人T:36.5℃ 2. 已下床行走	病人及其家属已了解出院程序、出院后饮食运动情况
皮肤护理	入院后更换病人衣服	备皮	予床上擦浴	协助病人翻身、下床活动、擦浴	擦浴	
伤口护理			切口纱布干燥、无渗血	切口纱布干燥、无渗血	伤口换药,切口纱布干燥、无渗血,观察伤口缝线处有无红肿热痛等炎症反应	切口纱布干燥、无渗血
体位护理			病人麻醉清醒后予半坐卧位	半坐卧位		
营养补给			术后待病人排气后流质饮食静脉补液	流质、半流质饮食静脉补液	半流质饮食静脉补液	多吃蔬菜水果、高蛋白、高维生素

笔记

续表

日期项目	入院当日			术后第1日	术后第2日	术后第3日至出院
	入院	术前准备	术毕			
一般护理健康宣教	接待病人，协助完成相关检查	1. 签手术同意书 2. 向病人和家属解释术后护理计划、佩戴手腕带	协助病人进行生活护理、倾听病人感受，给予支持	协助病人进行生活护理	鼓励病人下床活动	
出院计划						安排办理出院手续、告知复诊时间
路径差异	无					

案例解析

1. 准备阶段　小林的诊断依据为：①右下腹转移性疼痛病史；②体温38℃，结肠充气试验阳性；③白细胞15.0×10^{12}/L。该病例诊断明确，有手术适应证，无手术禁忌证，可按急性单纯性阑尾炎的临床路径实施。

2. 实施阶段　按照路径指导进行实施。入院时，对病人进行入院评估，测量生命体征，更换衣服，协助做相关检查，做好术前准备，如备皮、和家属讲解术后计划等；手术日：术后回到病房，进行心电监护，观察生命体征，待其麻醉清醒、生命体征稳定后给予半坐卧位等；术后第一日评估病人排气情况，与其共同制订饮食计划；出院日：进行相关出院指导及相关知识的健康教育等。

3. 路径差异的预防

(1)病人方面：病人手术成功，且能积极配合，手术第一天排气后，与护理人员共同制订饮食计划，从流质饮食开始，未出现违背饮食计划的现象；术后第一天在护理人员的鼓励下活动等，病人的高度配合很大程度上避免了差异的出现。

(2)照顾者因素：小林父母有一定文化，可以较好地接受护理人员的宣教，其配合度高，能按照护理人员的指导照顾小林。

(3)机构因素：术前，医护人员按照路径标准为小林进行术前准备如病房护理人员为其抽血、备皮、宣教等；术中，手术顺利，无意外事件；术后，医护人员为其提供高质量的医疗和护理，如护理人员及时进行健康宣教，与病人及家属共同制订计划，并及时实施等。

病人、照顾者、医院共同的努力，让小林避免出现临床路径差异。

二、个案管理

(一)概念

美国护士协会(ANA)将个案管理定义为集评估、计划、服务、协调与监控为一体的健康照护系统，以符合个案多重的照护需要。

我国台湾学者认为个案管理是临床医疗管理系统之一，是一种以病患为中心，包括多学科参与的照护方法，为高花费及高变异性的病人提供整体性、持续性的照护，包括标准化地应用资源，提供一个持续的医疗照护计划，持续不断地监测，以达成事先预定的目标。

（二）个案管理的效益

个案管理是管理性照护的一种策略模式,研究证实个案管理可产生以下效益:①提升病人照护品质与保证病人安全;②缩短住院天数;③降低医疗费用及成本;④改善医患关系;⑤增进医护人员工作满意度。

（三）个案管理师

1. 个案管理师　美国护理学会建议,个案管理师应为注册护士,并持有相关专业证书,拥有硕士学位或先进临床管理技能。

2. 个案管理师在医疗团队中的角色功能

（1）临床护理专家:个案管理师应具有临床护理专家的能力,评估病人的问题,与医疗团队成员进行良好的沟通协调,协助团队解决病人及家属的问题。

（2）病人的管理者:与资讯部门一起发展诊疗相关的资料库,输入并分析资料,掌握病人的治疗情形、相关资料及动向。

（3）专家意见咨询者:为其他医疗专业人员、病人及家属提供专家意见。

（4）教育指导者:提供病人及家属与治疗相关的护理指导及护理人员的教育指导。

（5）协调者:联络医疗团队成员,定时召开病历讨论会并记录,在医疗团队中扮演着穿针引线的沟通协调角色,因此协调者角色最受重视。

（6）研究者:根据临床中发现的问题,用科学的方法及态度解决问题。

（7）改变者:借由提升、监控医疗品质过程中发现可改变的流程或环境,并向医疗团队成员提出,一起讨论共同改善,进而为病人提供可及性、安全性、完整性、参与性、持续性、舒适性的照护。

（四）个案管理的程序

1. 评估　新诊断病人收案后,收集资料,整体评估现存或潜在性的问题,是否需要紧急处理,是否需要举行家庭会议,并记录。

2. 计划　依据病人的病情及特殊性,参考团队成员意见,为病人及家属制订最适合的治疗计划。

3. 协调联系　协助安排或协调病人治疗过程的流畅性。

4. 监测　追踪及监测病人在治疗过程中是否遵照医生指示。如中断治疗,需了解原因并在团队会议中讨论分析。

5. 心理支持　病人在复杂的治疗过程中,常会有灰心或者想要放弃的念头,应适时提供心理支持及鼓励,必要时请心理科医生会诊。

6. 评价　评价病人在治疗过程中是否符合照护标准,在团队会议或照护单元中,提出改善方案或改善流程,更好地提升照护品质。

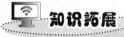
知识拓展

个案管理分类

个案管理模式可分为以下几种:

1. 急性医疗个案管理　通常是医院层级的、较短暂的单次医疗式护理个案管理。

2. 巨额给付个案管理　主要包括那些可能造成健康医疗高花费者,如艾滋病病人、加护病房的早产儿、器官移植病人等。

3. 居家照护个案管理　个案管理师在居家环境,提供符合慢性疾病个案所需要的服务,包括伤口照护、输液治疗、物理治疗、语言治疗等。

笔记

（五）个案管理的应用

 案例描述

心力衰竭病人的个案管理

章先生,62岁,大学文化,近2~3年来出现心悸、下肢水肿和不能平卧。10天前受凉后症状加重。吸烟史30年,每日10支,否认饮酒史。体格检查:T 38.1℃,P 120次/分,BP 105/60 mmHg;慢性病容,营养中等,神志清晰,端坐呼吸,口唇发绀,颈静脉怒张;心尖搏动位于剑突下,心率120次/分,律齐,心音低远,三尖瓣区闻及2级收缩期吹风样杂音,$P_2 > A_2$;腹软,全腹无压痛,肝肋下2cm,剑突下5cm,质软、光滑,肝颈回流征阳性,脾肋下未触及;双下肢凹陷性水肿。无杵状指(趾);血常规:Hb 156g/L,RBC 4.8×10^{12}/L,WBC 14.0×10^{12}/L,N 0.86,L 0.14;K^+ 4.2mmol/L,Na^+ 136mmol/L,Cl^- 100mmol/L;ECG:窦性心动过速,肺型P波,电轴右偏+120°。

从病人的症状可判断其患有右心衰竭,对于该病人,采取个案管理的方式提供持续性的照护,如表5-2。

表5-2 心力衰竭个案管理干预方式

目的:满足病人的健康需求并促进有品质且具成本效益的结果
实施人员:个案管理师、医生、护士、营养师、社工及居家护理师

时间	地点	目的	内容
入院2天内		评估	每日进行访视工作,评估健康状况、住院问题及需求、病史与人口学资料,作为追踪评核的依据
住院期间	病房	1. 计划	1. 由病患与家属共同参与,依据评估结果拟定最适合的照顾计划
		2. 执行	2. 解答疾病相关问题,给予特殊性护理指导,提供健康宣教单及手册等
		3. 协调	3. 与医疗小组共同探讨治疗计划,建立目标和排定优先顺序,且由病患和家属参与决定
		4. 监测	4. 监测病患对疾病症状、药物、饮食、运动等相关知识的理解程度和自我照顾行为
出院当天		评价	持续监测病患情形、了解家属需求、评价个案管理结果
出院90天	门诊 + 电话	追踪	讨论返家后疾病症状、饮食、运动及服药依从性的情形与困难,给予自我照顾指导及提醒返诊时间; 3次电话随访:出院后3天内、第7周及第10周; 3次宣教:出院后第1周、第4周、第12周

案例解析

上述案例按照计划、执行、协调、监测、评价来进行实施。实施该个案管理的关键有3点:

1. 护理过程

（1）评估:个案管理的第一步是要收集和综合分析所有临床信息,能正确判断病情发展,参与医疗团队讨论。如该病人的一般信息"大学文化"则说明在之后的治疗和护理计划实施过程,该病人对疾病知识的吸收能力会强一些,可能会有更好的遵医行为;有吸烟史可能根据病情要制订相应的戒烟计划;体温38.1℃、端坐呼吸、口唇发绀,可能要制订降温、给氧计

 笔记

划;颈静脉怒张、肝颈回流征阳性、肺型 P 波、电轴右偏 +120°等,在后期治疗补液时要注意输液速度,在饮食、休息等方面要制订一定计划。

(2)计划:结合实际情况与病人及其家属共同制订计划,如:①改善病人缺氧状态,采用鼻导管持续低流量给氧,氧流量为 1~2L/min。②采用物理降温,定期监测病人体温。③注意休息,依据病人目前情况,建议卧床休息,待情况改善后可以稍作走动。④健康知识教育,和病人及家属讲解疾病相关知识等。通过与病人家属共同制订计划,可让病人及家属在治疗过程中提高配合度和依从性。

(3)实施与协调:个案管理师在此环节中的职责是履行护理计划,将各项护理活动授权予其他同事,促进和协调护理计划各方面的发展并随时了解病人动态及计划实施进程。

(4)评价:评价个案管理过程中各组成部分的发展情况。如该病人体温是否在预期时间内降低至正常水平、缺氧改善情况、病人和家属的满意度、住院天数等。

2. 领导与统筹技巧 为了保证个案管理的顺利实施,个案管理师必须具备谈判、协调、决策技巧。促进不同的个人和组织协同、合作,如医师、护理人员、医技师、营养师等对个案处理的配合。个案管理师应及时收集、分析个案管理计划实施情况的资料,做好品质控制。

3. 沟通与人际关系 个案管理师应了解和认识影响团队成员沟通障碍的因素,尽可能协调与激励个案管理小组的成员,拥有倾听的技巧,乐于接受其他组员的批评。

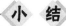

小 结

本章首先从护理岗位设置、护理岗位分类、护理岗位评估及护理岗位调整等方面详细阐述了如何做好岗位管理;学生通过本部分学习能初步认识医院护士岗位设置原则,护士岗位类别,知晓护士岗位调整流程。其次从绩效考核方法、指标选择及案例解析等方面分析了绩效管理与岗位设置的关系;通过成本控制、临床路径及个案管理让学生认识成本控制的方法。通过学习,学生应能够阐述绩效管理和护理成本概念,知晓绩效考核与岗位设置的关系,并学会通过案例解析将所学章节知识融会贯通。

(郑翠红)

 思考与练习

一、选择题

A1 型题

1. 以下**不属于**护理岗位设置原则的是

    A. 最低数量原则   B. 目标与任务原则   C. 责权匹配原则

    D. 有效配合原则   E. 最高岗位层次原则

2. 下列护理岗位按专业方向侧重点来分类的是

    A. 急救护理   B. 主管护师   C. 临床护理岗位

    D. 护理员   E. 护理管理岗位

3. 以下属于护理岗位分析过程中准备阶段的工作内容的是

    A. 获取岗位设置的相关信息   B. 整理岗位设置信息

C. 形成护理岗位说明书　　　　　　　D. 制订岗位分析计划

E. 分析岗位设置信息

4. 以下对医院内部绩效考核原则的描述**错误**的是

A. 个性化原则　　　　　　　　　　　B. 常规化、制度化

C. 沟通和目标一致　　　　　　　　　D. 客观、科学、全面、综合

E. 重视提高一线医务人员待遇为前提

5. 护士绩效考核关键指标中的基本素质指标包括

A. 能级管理与病人满意度　　　　　　B. 护士的自身素质考核与参与管理

C. 能级管理与护理措施到位　　　　　D. 科研能力与病人满意度

E. 护理文件书写与护理操作

6. 辅助科室费属于

A. 直接成本　　　　　　B. 间接成本　　　　　　C. 可控成本

D. 不可控成本　　　　　E. 固定成本

7. 护理成本中最重要的部分是

A. 护理人员的薪资　　　B. 间接成本　　　　　　C. 护理人力成本

D. 器材与设备成本　　　E. 供应物品成本

8. 将护理人员过多的病房进行人员调动,以支援其他病房的护理成本控制方法属于

A. 人力成本控制　　　　　　　　　　B. 机动护理人员制度

C. 兼职制或部分工时制　　　　　　　D. 辅助人力的运用

E. 信息化

9. 临床路径最常应用于

A. 内科手术治疗和护理　　　　　　　B. 妇产科手术治疗和护理

C. 外科手术治疗和护理　　　　　　　D. 儿科治疗和护理

E. 烧伤科手术治疗和护理

10. 以下对个案管理的描述**错误**的是

A. 一个包括评估、计划、服务、协调与监控为一体的健康照护系统,以符合个案多重的照护需要

B. 一种以病患为中心,包括多学科参与的照护方法

C. 对于高花费及高变异性的病患提供整体性、持续性、协调的照护

D. 标准化地应用资源

E. 是一种管理性照护模式

A2 型题

11. 某医院制订的绩效考核方案中明确规定,一线医务人员每个月增加 500 元绩效工资,夜班费由原来的 50 元/次上调至 200 元/次。该医院在实施绩效考核时遵循的原则是

A. 公平、公正、公开

B. 客观、科学、全面、综合

C. 重视提高一线医务人员待遇为前提

D. 个性化

E. 实事求是

12. 某科室护士长小李将临床带教和科研能力纳入到护士绩效考核中,她重视的关键指标是

A. 护理工作量　　　　　B. 护理质量　　　　　　C. 职业发展

D. 基本素质　　　　　　E. 劳动纪律

笔记

13. 小林在 ICU 轮训 3 个月后,对 ICU 的工作非常感兴趣,特申请调往 ICU,小林的岗位调整属于

    A. 职务晋升   B. 职称晋升   C. 换岗

    D. 降职、免职或降级   E. 淘汰

14. 护士小贾因为在 ICU 工作劳动强度大,要求调往上班康复科从事康复师工作,未被批准,护理管理部门依据的岗位调整原则是

    A. 相近相似   B. 收入基本持平   C. 公平公正

    D. 发挥护士特长   E. 机会均等

15. 某医院在岗位设置时,根据核算可设置护理岗位 150～160 个,但人事部门在岗位公布时设定的护士岗位是 150 个,人力部门遵循的原则是

    A. 目标与任务   B. 最低数量   C. 责权匹配

    D. 有效配合   E. 最低岗位层次

A3/A4 型题

(16～18 题共用题干)

某医院从今年起启动了成本核算,张护士长对护理人员的工资、护理材料、办公用品、行政管理费、固定资产折旧费、辅助科室费等成本进行核算,为节省成本,她打算采取护理人力成本控制方法减少科室成本。

16. 张护士长核算的各项成本中不属于直接成本的是

    A. 护理人员的工资   B. 护理材料   C. 办公用品

    D. 行政管理费   E. 固定资产折旧费

17. 张护士长核算的各项成本中属于不可控成本的是

    A. 固定资产折旧费用 B. 护理材料   C. 护理人员的工资

    D. 辅助科室费   E. 办公用品

18. 请协助张护士长选择护理人力成本控制的有效方法

    A. 裁减护理人员   B. 尽量使用低年资的护理人员

    C. 培养和合理运用辅助人力   D. 降低护理人员薪资

    E. 简化工作程序

(19～20 题共用题干)

小李,女,20 岁,大学一年级学生,突发脐周疼痛,门诊拟"急性单纯性阑尾炎"收住入院。该病人符合临床路径入选标准,并按路径进行治疗和护理,术后病人害怕疼痛不愿下床活动,肛门未排气就偷偷进食,3 天后,病人出现腹胀等不适,导致不能正常出院。

19. 该病人在临床路径实施过程中出现的问题是

    A. 路径选择错误   B. 路径差异   C. 路径团队力量薄弱

    D. 教育宣传做得不够 E. 资料收集不完整

20. 导致该现象发生的因素是

    A. 病人   B. 照顾者   C. 机构

    D. 医生   E. 护理人员

二、思考题

某三级甲等医院护士离职率居高不下,导致护理队伍稳定性较差,3 年来近 1/3 护士为新更换的护士,医院成为护士的培训基地,护理质量下滑,病人的安全不能得到保证。院领导经过协商一致认为,必须采取措施保证护理队伍的稳定性,保证护理安全和提高护理质量。通过调研,3 个月后,该医院推出了护士岗位管理方案,将每个岗位职责、工作标准、评

优及晋升标准、合同护士转正标准及护士长及护士长助理的竞聘上岗标准等全部公示,并让护士根据自己情况"对号入座"。该方案试行一年后,护士离职率逐步呈下降趋势,护理质量得到较大幅度提升。

请思考:

1. 护士岗位管理为什么能降低护士离职率?

2. 医院在绩效考核前将考核标准公布在院内网是否符合绩效考核的原则及目的?

第六章 领导与协调

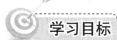

学习目标

1. 掌握领导和影响力的概念。
2. 熟悉领导特质、领导职权和影响力;激励的概念与作用、激励的原则;有效沟通的原则;处理冲突的原则;有效协调的原则。
3. 了解护理领导风格与护士工作满足程度的关系;激励艺术和冲突的化解。
4. 能正确运用领导理论、激励理论对护理人员进行有效的领导。
5. 具有协调和解决冲突的能力。

第一节　领导与领导力

领导职能是管理职能中最能体现管理者艺术的职能,它能为计划、组织、人员管理及控制职能有效运行提供保证,是影响个体、群体或组织实现预定目标的一种活动过程,是实现组织目标的关键。

一、领导与领导特质

(一) 概述
1. 领导者和领导的概念
(1) 领导者:领导活动过程中的一种社会角色,是能够影响他人的人,其后一定有追随者。
(2) 领导:领导者利用组织赋予的权力和自身的能力去指挥、带领、引导和鼓励下属为实现组织目标而努力的活动过程。领导包括以下3层含义:①领导活动必须具有领导者和被领导者。②领导是一个动态过程,此过程由领导者、被领导者和客观环境、群体目标四要素组成,其中领导者起主导作用,但被领导者、客观环境等也不能忽视。③领导的目的是引导和影响群体或个体完成所期望的目标。
2. 领导和管理的关系
(1) 领导与管理的关系
1) 领导与管理的联系:①在行为方式和权力构成上,两者都是在组织内部通过影响他人的协调活动,实现组织目标的过程。②在本质上,管理与领导均是建立在合法的、有报酬的和强制性的权力基础上对下属发出命令的行为。
2) 领导与管理的区别:①在职能上,管理活动有五大职能,而领导仅为其中的一项职能。②在活动的侧重上,管理强调的是计划、合理利用和控制各项资源、预算来实现组织目标,领导强调的是提供方向、影响人和增强组织成员的凝聚力,以及激励人。③在本质上,管理只是建立在合法的、有报酬的和强制性的权力基础上,而领导也可能是建立在个人魅力的基础上。④从涉及的对象看,管理是对人、财、物、时间、信息的管理,领导主要是对人的领导。⑤从性质上,管理活动的发生需要以正式组织为载体,领导活动的发生也可以非正式组织为载体。

（2）领导者与管理者的关系

1）领导者与管理者的联系:两者都是通过一定的手段,使他人共同实现组织目标,都拥有改变他人思想行为的能力。因此,理想情况下管理者就是领导者。

2）领导者与管理者的区别:①领导者是务虚者,策划变革,制订战略,把握方向,目的就是推动改革,举重若轻。管理者是务实者,执行领导者的战略部署,完成领导者的战略任务,举轻若重。②领导者侧重未来,即纵向发展。管理者侧重当前,即横向发展。③领导者负责全局发展,追求改革、创新,管理者负责局部发展,注重维持现状。④领导者善于思考并产生新的思想,管理者善于行动并进行新的验证性实践。⑤领导者是由上级任命或由群体内自然产生,并不需要以正式职位和合法权力为基础。管理者则是由上级任命而产生,有正式的职位,且拥有特定的合法职权。

（二）领导特质

1. 政治特质　是领导者的政治和思想素质,是领导者社会属性的体现,它决定着领导者所从事的领导活动的性质。领导者应保持坚定的政治立场,严格遵纪守法,廉洁奉公,不谋私利,全心全意为人民服务;艰苦奋斗,在困难和压力面前具有顽强的进取心和坚韧性,能百折不挠,奋发进取。

2. 品德特质　是领导者道德风范和个人品质素质。领导者应具备正直善良、严于律己、宽以待人、以身作则等品德。因此,优秀品德是领导者应具备的基本素质,也是构成领导者影响力的主要组成部分。

3. 知识特质　是领导者从事领导工作必备的知识储量和知识结构素质。领导者应掌握丰富的社会人文科学和自然科学知识、领导和管理方面的知识、先进的学科技术知识及必要的专业知识。

4. 能力特质　是领导者影响力大小的重要因素,一个有才能的领导者会给组织带来成功,使下属产生敬佩感。领导者应具有全局的战略思考能力、权衡利弊的果断决策能力,团结大众的组织指挥能力等。

5. 心理特质　是领导者的心理过程和个性特征素质,是领导者进行领导活动的心理基础,它对领导行为起调节作用。领导者应具有强烈的事业心和责任心,积极的自尊心和自信心、顽强的意志、良好的性格和气质。

6. 身体特质　是领导者赖以存在和发挥作用的物质载体。领导者应具有健康的体魄。

二、领导职权与影响力

（一）领导的职权

1. 用人权　领导者有权对下属按德、能、勤、绩进行聘任或罢免。选拔合适的人到合适的岗位发挥其特长,用人权是领导者的重要职权。

2. 决策权　领导者有权确定组织目标和实现目标的途径,这是领导者完成领导工作的重要权力。

3. 指挥权　在日常工作和突发应急事件中,有权调度人、财、物、时间和信息,以达到最有效地利用管理资源。

4. 经济权　领导者有权支配自己范围内的财物,以求更合理地使用物力、财力,达到开源节流,减少消耗,增加效益的目的。

5. 奖罚权 领导者对下属有奖励和处罚的权力,是引导和规范下属行为不可缺少的手段。

（二）领导工作的原则

1. 指明目标原则 领导活动过程中应让全体成员充分理解组织的目标和任务,明确职责,为实现组织目标尽最大的努力。

2. 协调目标原则 领导活动过程中组织内部成员的个人目标和组织目标协调一致,下级目标必须服从上级目标,才能使组织成员的行为趋向统一,从而实现组织目标并取得成效。

3. 直接管理原则 上下级之间接触越多,所掌握的各种情况就越准确,从而使领导工作更有效。

4. 命令一致原则 领导者在实现组织目标过程中下达的各种命令越一致,个人在执行命令中发生的矛盾就越少,越易于实现组织目标。

5. 激励原则 上级越是了解下级的需求和愿望并给予合理满足,就越能调动下级的积极性,使之自觉地为实现组织目标努力作出贡献。

6. 沟通联络原则 上级与下级之间及时、准确、有效的沟通联络,整个组织就能成为一个真正的整体。通过沟通联络,领导者可以向整体施加个人影响力,从而实现组织目标。

（三）领导者影响力的种类

领导者的影响力根据其性质分为权力性影响力和非权力性影响力。

1. 权力性影响力 也称非自然性影响力,是领导者运用上级授予的权力强制下属服从的一种能力。这种影响力是由社会或组织赋予个人的职务、地位等权力性因素构成的。其特点是以外推力的形式发生作用,对下属有强迫性、不可抗拒性,是一种法定的权力,常以奖惩等方式起作用。被领导者的心理、行为主要表现为被动与服从,随领导者的地位和权力的改变而改变。这种影响力都是外界赋予的,不是领导者自身素质和行为所产生的。其因素有:

（1）传统因素:长期以来人们认为领导者不同于普通人,他们有权、有地位、有才能,比普通人强,从而产生对领导者的服从感。这种影响力在具体领导者还没有确定之前就已经存在了,是传统观念赋予该职位的力量,从历史的传统观念上就影响了人们的思想和行为,如医院的院长对护士们的影响力。

（2）职位因素:以法定职位为基础,是组织赋予领导者的权力。领导者的职位越高,权力越大,影响力也越强,从而使人们产生敬畏感。这种影响力与领导者本人素质没有直接关系,其影响力难以持久。

（3）资历因素:领导者的资格和经历产生的影响力,主要来源于人们对资深领导者的敬重,如护龄长的护士长就比护龄短的护士长影响力大。

2. 非权力性影响力 也称自然性影响力,受领导者个人素质和现实行为影响。这种影响力没有正式的规定,也没有合法权力形式的命令和服从的约束力,对下属心理与行为的影响是建立在信服的基础上,因而影响力更广泛和持久,作用比较稳定,不随领导者的地位而变化。非权力性影响力的因素有:

（1）品格因素:指领导者的道德品质、人格、作风等方面,它反映在领导者的一切言行之中。具有优秀品质和人格的领导者对下属可产生较大的感召力和吸引力,使下属产生敬爱感。

（2）能力因素:主要反映领导者的工作成效和解决实际问题的有效性。一个有才能的领导者会给组织带来成功,使下属产生敬佩感。领导者应有较强的学习能力、组织能力、执行能力、感召能力和决策能力等。

（3）知识因素：掌握丰富的知识和扎实的技术是领导者实现组织目标的保证。领导者掌握的知识越丰富，对下属的指导就越正确，更易赢得下属的信任和配合，可增加下属对领导者的信任感。

（4）感情因素：感情是指人们对外界事物的心理反应。领导者与下属建立良好的感情，就容易使下属产生亲切感，增强相互之间的吸引力，使下属心甘情愿地为组织目标而奋斗。

在领导活动过程中，领导者的非权力性影响力占主导地位，起决定性作用。非权力性影响力较大时，其权力性影响力也会随之增强。

三、护理领导风格与护士工作满足程度

（一）独裁型领导风格

又称专制型、命令型领导方式。其特点是权力高度集中，对组织实行家长制统治。这种领导方式，被领导者缺乏责任感和积极性，工作被动；群体成员对领导者普遍不满，成员之间人际关系紧张，组织气氛沉闷，目标水平较低，下属热衷于非正式组织。这种领导风格在紧急情况和对需要监督程度高的护士产生积极作用，而在非紧急情况、特殊情况和对监督需要低的护士产生消极作用。如工作 1 ~ 3 年内的护士在抢救危重病人时，护士长可采用此风格。

（二）民主参与型领导风格

在进行重大决策时，领导者发动下属讨论，共同商量，集思广益，然后决策，要求下属各尽所能，各施其长，分工合作。适用于知识、技能比较成熟，能参与决策的群体。如护士长在制订科室年度工作目标时与护士们共同协商、讨论就属此领导风格。

（三）放任自由型领导风格

组织成员或群体有完全的决策权，领导者只对下属提出工作目标，但对下属完成任务的活动不加干涉，除非下属要求，不做主动指导。适用于知识、技能成熟，能自我指挥与控制的少数专业人员。如主管护师及以上职称的护士们在处理日常护理工作时，护士长可采用此风格。

总之，护理领导者作风民主、宽宏大量，定期向护士公布财务，创造宽严结合的工作环境，努力为护士的发展提供平台，广泛听取医护人员的意见，及时纠正工作中的失误和偏差，并注重自身及护士业务水平提高的领导作风，则下属的满足程度高。

第二节　激励与沟通

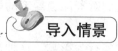 **导入情景**

工作情景：

某医院普外科病区李护士长为了调动护士们工作的积极性，决定对本科护士工作岗位和奖金分配制度进行改革。对护士的工作岗位实行分层管理。她尽力为护士们提供良好的工作环境，制订了一系列奖金发放制度。还经常观察护士们的需求和能力，对护士的工作岗位进行适当调整。她在拟定好有关岗位安排和奖金发放制度后，决定召开全科护士会，经得护士们同意后打印成册放在护士站文件柜内，使每位护士知晓。

请思考：

该改革能调动护士们的积极性吗？

 笔记

现代管理学家认为激励是现代管理的核心。一位优秀的领导者应激励下属,充分调动下属的积极性,自觉发挥他们的潜在能力;缩短实际状况和理想状况的差距。

一、激励的概念与作用

(一)激励的概念

1. 激励　是激发人的动机,使人产生一种内在动力,向所期望的目标前进的心理活动过程。护理管理者的激励必须有效,必须符合护士的心理和行为,才能起到激励的目的。

2. 激励的过程　人的行为是日常生活中所表现出来的一系列动作、举止,跟人的欲望、动机、意志、态度和情感相关。所以人的行为各有差异,但都具有以下共同之处:①人的行为是自发的;②任何一种行为都是有原因的;③人类行为不但有原因,而且有目标;④行为指向目标在没有达到以前,行为不会终止,但可改变行为方式,继续向目标进行;⑤人的行为具有可塑性,经过学习和训练可以改变行为的内容。

人的行为特征说明,人的行为可达到一定的目的和目标,是围绕着满足需要的欲望进行的。因此,没有得到满足的需要才是调动积极性的起点,是引起一系列导向行为的初始动机。当目的达到时,需要满足,激励过程结束。如果目的没有达到而受挫折,会采取积极或消极行为,继续不断地再向目标进行。激励过程基本模式(图6-1):需要→动机→行为→目标→需要被满足。通过满足需要的过程,激发人持续发挥高水平的主观能动性,向领导者设定的预期目标前进。激励的目的不在于改变下属的个性,而在于促使下属自我调适,产生合理的行为。

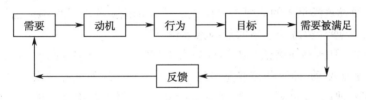

图6-1　激励的基本模式

(1)观察需要:是激励机制的源头。只有未满足的需要,才能成为激励的切入点。因此,护理领导者在实施激励时,是否观察到下属的需要是激励成功与否的关键。

(2)明确动机:是激励机制的前提。动机是推动护士进行各种活动的愿望和理想,是行为的直接原因。它驱动和诱发护士从事某种行为,规定护士行动的方向。

(3)满足需要:是激励机制的核心。满足护士的需要是现代护理管理和领导的一个极其重要的特征。

(4)反馈:激励的结果是否符合领导者的意愿,这些要素都需要在反馈过程中加以明确,从而为领导者的递进式激励提供必要的信息。

(二)激励的作用

激励就是将外推力转化为下属的内在动力,让下属奋斗,朝向激励者设定的目标前进,获得满足感。

1. 提高团队的工作效率　激励就是调动护理人员的积极性和创造性,使护理人员始终保持高度的工作热情,挖掘她们的潜力,自觉自愿地为组织目标而努力,提高护理工作效率。

2. 提升团队的绩效　哈佛大学的维廉·詹姆士通过对下属激励的研究发现,在按时计酬制度下,一个人要是没有受到激励,仅能发挥其能力的20%~30%;如果受到有效、充分的激励,其能力的发挥可提高至80%~90%。用公式表示是:

$$工作绩效 = 能力 \times 激励 \times 工作环境$$

该公式表明,在能力不变的条件下,工作绩效的大小,取决于激励程度的高低。激励程度越高,工作绩效就会越大,反之,工作绩效会随之下降。

3. 增强团队的凝聚力　护理团队是由若干护理人员组成,为保证护理团队协调运行,护理领导者除了用严格的规章制度进行管理外,还需通过激励满足护理人员的多种需要,调动护理人员工作的积极性,协调护理团队内、外的人际关系,从而促进内部各组成部分的协调统一,增强团队的凝聚力和向心力。

4. 吸引优秀人才　竞争力强、实力雄厚的组织,通过优惠政策、丰厚的福利待遇、快捷的晋升途径来吸引组织需要的人才。

5. 提高团队的忠诚度　有效的激励可以使护理人员享受到直接的成果,实现自身的价值和预测自身职业发展的前景,使护理人员有归属感和责任感,从而提高护理团队的忠诚度。

二、激励的艺术

(一)激励理论

激励理论是行为科学中用于处理需要、动机、目标和行为之间关系的核心理论。行为科学认为,人的动机来自需要,由需要确定人们的行为目标。激励则作用于人内心活动,激发、驱动和强化人的行为。长期以来,西方的心理学家和管理学家从不同角度研究人的激励问题,提出了各种激励理论,根据这些理论的不同特征,可以把它们分为 3 类:内容型激励理论、过程型激励理论和行为修正型激励理论。

1. 内容型激励理论　又称需要理论,它着重对人的需要作出分析,找出对人产生激励作用的因素,从而设置满足人的需要来激励人。该类理论主要有马斯洛的需要层次理论、麦克利兰的成就需要理论和赫茨伯格的双因素理论。

(1)需要层次理论:马斯洛认为人类行为由生理需要、安全需要、爱与归属需要、尊重需要、自我实现需要所驱动,而这些需要是分层次由低级到高级发展并依次提高。

(2)成就需要理论:麦克利兰认为,在人的生存需要得以基本满足的前提下,成就需要、权利需要和人际关系需要是人最主要的 3 种需要。

(3)双因素理论:双因素理论包括保健因素和激励因素。"保健因素"是指没有激励作用的外界因素,如组织的政策、工资、工作环境等。"激励因素"是指能够使下属感到非常满意的因素,如下属的工作成就感、工作成绩得到上级的认可、工作本身具有挑战性等。

2. 过程型激励理论　该理论从行为的发生到最终结果的过程及有关因素之间的联系去研究激励。主要有期望理论和公平理论。

(1)期望理论:由美国心理学家维克托·费洛姆于 1964 年提出。该理论认为:预测一个人想做什么和他投入多大的努力去做,取决于期望值、关联性和效价 3 个变量。①期望值:指个体对自己的行为和努力能够达到期望结果概率的主观判断。②关联性:是个体对于良好表现将得到相应回报的信念,即工作成绩与报酬的关系,如工作成绩高就得到高报酬。③效价:指奖励对个人的吸引程度,即个人在主观上对奖励价值大小的判断,如果一个人认为奖励有价值,那么效价就高,反之就低。激励水平的高低由以下公式表达:

$$激励水平(M) = 期望值(E) \times 关联性(I) \times 效价(V)$$

(2)公平理论:又称社会比较理论,是美国心理学家约翰·斯塔希·亚当斯(John Stacey Adams)于 1965 年提出。其基本观点是:当一个人作出成绩并取得报酬后,不仅关心自己取得报酬的绝对值,还关心其所得报酬的相对值。因此,要通过多向比较来确定自己所获得报酬是否合理,比较的结果将直接影响他今后工作的积极性。公平是激励的动力,如感觉得到了公平待遇,就会继续保持旺盛的工作热情。反之,就会产生心理压力而影响工作情绪。公平理论在于下属对公平的判断,是一种主观感觉,所以管理者处理起来比较难。

3. 行为修正型激励理论

(1)行为修正理论:由美国心理学家和行为学家斯金纳等提出。该理论基本观点是:某行为可以通过某种措施使其得以增强、减弱或消失。产生强化作用的刺激称为强化物。根据强化的目的,强化分为正强化、负强化、惩罚、忽视。强化理论的主要内容:①正强化是对良好行为给予表扬和奖励,使这种行为得到巩固、保持和加强的过程。②负强化是在不良行为出现之前,采取一些措施,使不良行为出现的频率减少的过程,强调的是一种事前的规避。③惩罚是对坏行为给予批评处罚等,使该行为不断减弱或消退的过程。④忽视是对已出现的不符合要求的行为进行"冷处理",达到"无为而治"的效果,即是指某一行为出现后,不给予任何形式的反馈,从而使这种行为被判定无价值而导致此行为出现的频率降低,甚至消失的过程。

(2)归因理论:由美国心理学家维纳(Weiner)提出。该理论主要有下列 3 个论点:①人的个性差异和成败经验等影响着人的归因。②人对前次成就的归因将会影响到他对下一次成就的期望、情绪和努力程度等。③个人的期望、情绪和努力程度对成就行为有很大的影响。

(二)激励的艺术

激励艺术是指领导者给予下属成员巨大的动力,以极大地鼓舞他们的工作热情和创造精神,从而加速组织目标的实现,也就是领导者如何将外部推动力转化为下属成员内在动力的艺术。激励艺术是现代领导艺术的重点,是激励者在实施奖励与惩罚的过程中,创造性运用激励理论和方法,为最优化、最经济、最迅速地实现激励目标提供的各种技巧和能力。

1. 激励的原则

(1)目标原则:在激励机制中,设置目标是一个关键环节。目标设置必须同时体现组织目标和下属需要的要求。

(2)物质和精神激励相结合原则:物质激励是基础,精神激励是根本,在两者结合的基础上,逐步过渡到以精神激励为主。

(3)引导性原则:外部激励措施只有转化为被激励者的自觉自愿,才能取得有效的激励效果。因此,引导性原则是激励过程的内在要求。

(4)合理性原则:激励的合理性原则包括两层含义:①激励的措施要适度,要根据所实现目标本身的价值大小确定适当的激励,而且实现的目标是通过努力能达到的。②奖惩要公平。

(5)时效性原则:要把握激励的时机,在不同的时间进行激励,其效果和作用大有区别。如"雪中送炭"和"锦上添花"的效果是不一样的。激励越及时,越有利于将人们的激情推向高潮,使其创造力连续有效地发挥出来。

(6)正、负激励相结合的原则:正激励就是对下属符合组织目标的期望行为进行奖励。负激励就是对下属违背组织目标的非期望行为进行惩罚。

(7)按需激励原则:激励的起点是满足下属的需要,但下属的需要因人而异、因时而异,并且只有满足最迫切需要的措施,其效价才高,激励强度才大。因此,领导者必须深入调查研究,了解下属最迫切的需要,有针对性地采取激励措施,才能收到实效。

2. 防止进入激励的禁区

(1)加强激励的针对性:要调动下属的积极性,就要了解人的真实需要,有针对性给予激励,才能收到良好的效果。

(2)加强激励的严肃性:如果领导者拿奖励当儿戏,甚至把激励作为利用下属的权术,奖励过滥,不仅弱化了激励的吸引力和威慑力,还会严重挫伤下属的积极性。因此,要用正确的态度对待激励。

(3)加强激励的科学性:激励的效果来源于激励手段的科学性和可行性。所以,领导者在激励过程中所运用的手段和措施要为下属所认可,奖的心服,惩的心甘。

(4)加强激励的导向性:激励的过程就是行为导向的过程。激励要体现奖优罚劣、按劳分配的原则。

3. 了解下属的需要,实行差别激励 人的需要是多种多样的,领导者应从这些需要中找出人的合理需要和优势需要,并随时关注每个人的思想变化,用不同的方式满足他们的合理的优势的需要,即激励应因人、时间、环境、地点等不同采取不同的激励方式。

(三)激励艺术在护理管理中的应用

案例描述

张护士长的激励艺术

某三级甲等医院骨科病房张护士长,担任护士长10年,生活中她是骨科病房护士们的姐姐、阿姨、朋友,工作中她还是护士们的同行和老师。在这10年里,张护士长以领导者的素质严格要求自己,还为护士们创造了一个良好的工作环境。该病区护士们的工作热情高,自尊心、自信心、责任心、事业心、团队意识均很强,经常收到病人及家属的锦旗,每年都被评为医院先进病房。医院或护理部要开展新的护理工作首先在该病房试行,然后再在其他病区推广。她是大家公认的一名非常有激励艺术的护士长。

激励故事1:

在科室绩效考核方面,她和护士们共同商量后从组织纪律、工作态度、工作量及质量、沟通与协调、成本意识、专业技能、病区管理、基础护理落实、护理记录书写等方面制订了详细的考核方案,试行期为半年。在试行期间遇到不妥的地方,大家提出来修改。经过反复修改,形成了一套大家比较满意的考核方案,并将该考核方案装订成册,根据修改后的绩效考核发放资金。每月发资金时,张护士长均要将每位护士的总分、加分、扣分在晨会上通报,并说:"希望没有被扣奖金的继续发扬,下个月应做得更好。奖金被扣了的不要气馁,相信大家下个月会做得更好,均不被扣奖金。"护士长还把考核手册打印出来放在护士站的抽屉里,使每位护士知晓,这样达到了奖惩公开、公平、公正,鼓励先进,惩罚落后的目的。

激励故事2:

在查房时,她先让责任护士讲疑难重症病人的护理问题、护理措施、健康教育等,做得好的及时给予口头表扬,不好的用委婉的语气给予指正,并按绩效考核方案给予适当的加减分,做到一视同仁,公平公正对待每位护士。

激励故事3:

小王护士毕业于某医科大学护理学院,孩子刚满周岁。张护士长了解到她丈夫是边防军人,上夜班晚上孩子没人照顾,遂在排班方式上做了适当的调整,以便在完成岗位职责的前提下尽可能满足她照顾孩子的需要。王护士非常感谢护士长,保质保量的完成本职工作。

案例解析

1. 该案例中张护士长严格遵循激励原则,取得较好的激励效果:在故事1中,张护士长进行绩效改革时,让护士们知晓改革内容,做到奖惩公开,很好地体现了多劳多得,起到了鼓

笔记

励先进、惩罚落后的目的,遵循了引导性、正负激励相结合的原则;故事 2 中,在护理查房时,及时的表扬,适当的引导,对科室护理人员起很好激励作用,遵循了激励及时性原则;故事 3 中,张护士长了解下属小王护士的需求,在排班时尽量满足她的需要,让小王可以安心工作,遵循了按需激励原则。

2. 张护士长在激励艺术的使用过程中,避免了激励的禁区:在故事 1 中,张护士长的绩效改革方案得到大家认可,因此在实施过程中,可谓是奖得心服,惩得心甘;同时,张护士长一视同仁,奖惩分明,说明其认真对待激励,增强其在护士心目中的影响力和震慑力。

3. 了解下属需要,实行差别激励:对不同的情况实行不同的激励。如在故事 2 中,张护士长在查房时对表现好的护士给予的是口头表扬;而在故事 3 中,考虑小王的特殊情况,张护士长及时了解到她晚上无人照顾孩子的困难后,在以排班时尽量满足其需求作为激励的方式。说明张护士长很好地运用了激励艺术。

三、有效沟通

(一)护理群体的人际关系

1. 人际关系　是人与人之间在生产或生活过程中所建立的一种社会关系。心理学将人际关系定义为人与人在交往活动过程中建立的直接心理上的联系或心理上的距离。在社会生活中,人际关系指群体成员之间相互交往和联系的状态,它的本质是一种社会关系,包括亲属关系、同学关系、师生关系、上下级关系等。

2. 影响人际关系的因素

(1)情境因素:人与人之间是否建立关系,受到两个人之间时空因素的影响。

1)接近性:包括时空的接近性和相似性。时空的接近性是建立友谊的先决条件,同时对人际吸引也有重大的影响力。由于近效应的作用,两个愈接近的人越易建立良好的人际关系。人的相似性有年龄、性别、学历、兴趣、性格、气质等。尤其是经济收入、职业、社会地位、资历、态度等方面相似的人越易建立良好的人际关系。俗话说"物以类聚,人以群分",人以群分的基础就在于他们对事物是否有相同的态度。"相见恨晚",就是态度相似性在交往上的表现。人际关系要受到物理距离和交往频率的影响。

2)熟悉性:人与人之间接触次数越多,越能增加彼此辨识对方的可能性,减少不确定性及不安的感觉,所以越熟悉的人越易建立良好的人际关系。

(2)个人特质:包括外表、能力、个性与人格等。

1)外表:个人的仪态、穿着、长相、风度等会影响人们彼此间的吸引,从而影响人际关系。由于首因效应的作用,在初次见面时,仪表因素在人际关系中占重要地位。

2)能力:包括一般能力和特殊能力会影响人们彼此间的吸引力。一般能力是指观察、记忆、思维、想象等能力,通常也叫智力。它是人们完成任何活动都不可缺少的,是能力中最主要的部分。特殊能力是指人们从事特殊职业或专业所需要的能力,例如护理工作中所需要的护理专业能力。一个人在能力才干方面与众不同,就是一种吸引力,使他人对之发生钦佩感并欣赏其才能,愿意与其交往,所以一般人都喜欢聪明能干的人,而不喜欢愚蠢的人。

3)个性与人格:个人的良好个性与人格是人际关系的基础。在人际交往中,一个性格开朗、心胸开阔、坦荡、宽厚,富有同情心,真心待人,给人温暖,善于倾听,控制情绪,能体谅他人的人,易受到他人的欢迎,也易和他人建立良好的人际关系。因此,在人际交往中希望有好的人际关系,就要倾听他人诉说,真诚待人。

(3)需要的互补性:当一个人意识到自己有不足时,会发自内心地羡慕具有这种特点或能力的人,愿意与其交往,以便在彼此的交往中取长补短,使双方的需要都得到满足。因此,当人与人在交往中,双方的特点和需要正好互补时,就会产生强烈的吸引力,建立良好的人际关系。

(4)心理因素:首因效应、近因效应、晕轮效应、刻板效应、投射效应也会影响人际关系。

1)首因效应:也称第一印象或"先入为主",是人与人在第一次交往过程中形成的印象对双方以后交往的影响。

2)近因效应:也称"新颖效应",是指当人识记事物时,对末尾部分的记忆效果优于中间部分的现象。在人与人交往过程中,最近认识占据对他人评价的主体地位,掩盖了以往形成的对他人的评价。

3)晕轮效应:也称光环效应,人与人交往过程中以点盖面,以偏概全的认识倾向。

4)刻板效应:也称定型效应,是指人们用刻印在自己头脑中的关于某人、某一类人的固定印象,以此固定印象作为判断和评价人依据的心理现象。

5)投射效应:指将自己的感情、特征、意志投射到他人身上并强加于他人的一种认知障碍。

3. 护理群体内部的人际关系 根据护理群体内部之间关系的好坏分为:和谐的同事关系和不和谐的同事关系;根据技术职务可将护理群体的人际关系分为:护士与护理员、护士与护士、护士与护师、护士与主管护师、护士与副主任护师、护士与主任护师等;根据行政职务可将护理群体的人际关系分为:护士与护士长、护士长与科护士长、科护士长与护理部主任等。和谐的同事和上下级关系能增强护理群体的凝聚力、提高工作效率和效益。护理领导者在建立良好的护理群体关系中起主导作用。

4. 护理群体与外部的人际关系 护理群体与外部的人际关系主要有护患关系、医护关系、护技关系、护士与社会人群的关系等。

(二)沟通的概念

1. 沟通 指将可理解的信息在两个或两个以上人群中传递的过程。在管理中,沟通是为了设定的目标,把信息、思想和情感在个人或群体间传递,并达成共同协议的过程。

2. 有效沟通 指传递和交流的信息可靠性和准确性高,其特征是及时、全面和准确。

有效沟通的要求:①取得接收者的信任;②明确沟通的主体,不谈无关的事;③以对方能理解的方式讲述谈话的重点;④善于倾听。

(三)有效沟通的原则

1. 目的明确和事先计划 沟通者在进行沟通前应有明确的沟通目的和计划,以完成沟通。

2. 明确的信息 信息发送者要使用接收者能理解的文字、语言、语气来表达,并应有较高的表达能力,熟悉对方所能接收的语言,减少沟通障碍。

3. 及时 沟通及时可以使组织制定的政策、目标、措施、计划等尽快得到下级的理解支持和贯彻执行,同时也可使上级及时掌握下级的情感、态度以及贯彻执行情况,有利于管理者不断提高管理水平及科学决策。

4. 合理利用非正式沟通 利用非正式沟通的正向功能来弥补正式沟通的不足。

5. 组织结构完整性 在进行沟通时,要注意组织结构的完整性。根据组织设计的原则,上级领导者不能越级直接指挥下属,下属也不能越级反映情况等,若确实需要越级沟通,应先取得直接管理者的同意。

(四)有效沟通的方法

管理者有效沟通的方法有:①应创造良好的沟通环境;②要学会有效地聆听;③强化沟通能力;④增强语言文字的感染力;⑤学会"韧性沟通";⑥重视沟通细节的处理。

四、沟通在护理管理中的应用

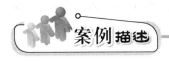

护士长的沟通艺术

某二级甲等医院呼吸内科李护士长还有2年就退休,她受护理部的委托,退休之前在本科室里培养一位接班人。通过她的仔细观察,发现责任护士小杨爱岗敬业,工作积极踏实,对待病人和同事热情、和蔼可亲,业务精湛,沟通协调能力强,医护关系也很好,经常受到病人、家属及同事的好评。李护士长决定周五下午与小杨进行沟通,并确立谈话的主题为让小杨接她的护士长岗位。小杨来到李护士长办公室,李护士长热情接待了她,让她坐在自己身旁,双手握住小杨的手,微笑着对小杨说:"小杨!你知道我快退休了,我今天找你来是希望你能接我的护士长岗位,这也是我完成护理部的委托。"小杨感觉很惊讶,说:"护士长,我不行。"李护士长:"小杨,你这么优秀,怎么会不行呢?我认为你很适合。"李护士长慈祥地看着小杨,并认真听小杨讲。小杨还是说:"真的,护士长,我不能胜任护士长工作,请您找其他同事吧。"李护士长看着小杨仍微笑着说:"小杨,你和本病区的其他护士们相比,知识、技能、责任心、爱心、沟通协调能力各方面都强,你不能担任护士长,还有谁能担任呢?"小杨说:"我虽然其他工作方面比较好,但从来没有做过管理工作,我很担心干不好。"李护士长用诚恳的语气说:"请你放心,我会尽全力帮助你的。"小杨看着李护士长期盼、诚恳的表情说:"谢谢护士长的器重。如果这样,我试试看,请护士长多指教,我也会努力学习,不辜负您的期望。"李护士长拍拍小杨的肩兴奋地说:"我相信你一定能干好,今后会成为一名优秀的护士长。"

案例解析

1. 做好谈话计划 该案例中李护士长在谈话前作了充分的准备,如谈话的时间、地点,谈话的主题(本案例中谈话直入主题),并且对被邀谈话对象的性格、经历、文化、态度都有充分的了解。

2. 善于激发人谈话的意愿 该案例中李护士长与小杨护士谈话时,面带微笑,请小杨坐在自己身旁,用双手握住小杨的手,谈话的态度和蔼可亲,并开诚布公地进入谈话的主题;话题是双方所从事的护理工作,所以有利于小杨护士谈出自己内心的愿望,有利于谈话顺利进行。

3. 善于启发人讲真话 该案例中李护士长真诚地、及时地赞美小杨,并运用了沟通的技巧,使小杨讲出心里话。

4. 掌握发问技巧 该案例中为发问营造了良好的氛围,采用了开放式、引导式提问。

第三节 冲突与协调

一、冲突及处理冲突的原则

(一)冲突

1. 冲突 冲突是被感觉到的矛盾,是由于某种认识上的差异引起对立双方在资源匮乏时出现的阻挠行为。冲突概念包括3层含义:①冲突是利益、兴趣不同各方之间不协调的行为;②冲突是由于某种抵触或对立而感知到的不一致的差异;③被双方感知。冲突可以发生在不同层次:个体内、个体间、个体与团体间、团体间。

2. 组织冲突　指组织内部成员之间、成员个人与组织之间、组织中不同团体之间、不同组织之间,由于利益上的矛盾或认识上的不一致而造成的彼此抵触、争执或攻击的行为,使彼此之间的关系出现紧张状态。

（二）冲突的意义与价值

1. 冲突对个人的意义和价值　冲突可以给人一个学习的经历、成长的机会、改善的契机。

2. 冲突对组织的意义和价值

(1)通过发现冲突,得到有价值的信息,及时控制问题。

(2)通过解决冲突,求同存异,达成共识,导致组织有价值的变革。

(3)提升士气,保持组织旺盛的生命力。

（三）冲突的分类

1. 根据内容将冲突分为目标冲突、认知冲突、情感冲突、行为冲突和心理冲突。

2. 根据发生冲突的范围分为个人内在的冲突、人际间的冲突、团体之间的冲突和组织之间的冲突。

3. 根据冲突的影响将其分为建设性冲突和破坏性冲突。

（四）处理冲突的技巧

1. 确定双方处理冲突的意愿　领导者在处理冲突前,应从以下几个方面了解冲突双方对待冲突的意愿。

(1)冲突双方对目标的重视及坚持程度。

(2)彼此关系对冲突双方的重要性:①关系远远大于目标,绝不牺牲彼此的和谐;②目标胜于彼此的关系,采取强硬方式处理冲突。

2. 认清冲突的类型　冲突是一种动态、紧张、变化的过程,在冲突失控之前就应设法有效解决,避免冲突升级到无法解决的地步,最好就是避开冲突。领导者应先认清冲突的类型。

3. 双赢替代竞争　以理性合作的态度来面对冲突,使冲突双方均获利。

(1)先诚恳表示自己很期待解决冲突,才有双方都满意的好结局。

(2)要避免使用会引起冲突或对方防卫的叙述。

(3)以合作型的沟通方式来避免冲突的升级,其中非语言沟通在冲突情境中扮演着重要角色。

4. 运用幽默　幽默的语言可以解除困窘,营造出融洽的气氛。现实生活或管理工作中要善于运用幽默的语言或行为来处理各种冲突,化解矛盾,消除敌对情绪。领导者要把幽默作为一种无形的保护阀,使自己在面对尴尬的场面时,能免受紧张、不安、恐惧、烦恼的侵害。但幽默运用成功与否取决于双方既有关系的好坏,善意而且是对方所接受的幽默才有助于化解冲突。

5. 直接沟通　直接和对方沟通效果较好,比较不会产生冲突。

6. 寻求公正中立的第三者协助　公正中立的第三者,来源于协助双方进行合作讨论的催化者和双方都信任的促裁者。

7. 从失败经验中吸取教训　在管理工作和生活中如果遇到了冲突,甚至导致了失败,一定要弄清楚为什么会出现这种情况,分析引起失败的原因,获得宝贵的信息,及时纠正错误。

笔记

二、协调的意义与价值

（一）协调的意义

1. 协调 从词面上有协商、调和之意。协调的本质,在于解决各种矛盾,使整个组织和谐一致,使每一个部门、单位和组织成员的工作同既定的组织目标一致。

2. 领导协调 指领导者为实现组织目标,采取一定的措施和办法,使其所领导的组织同环境、组织内外成员等协同一致,相互配合,高效率地完成工作任务的行为过程,包括工作协调和关系协调。

3. 协调的作用

（1）减少内耗、增加效益的重要手段:有效协调可以使组织活动的各种相关因素相互补充、相互配合、相互促进,从而减少人力、物力、财力、时间的浪费,达到提高组织的整体效率,增加组织效益的目的。

（2）增强组织凝聚力的有效途径:要使组织内部人员团结,齐心协力,需要领导者用更多的精力和高超的技艺对人们的心理、权力、利益等各种关系进行有效协调,才能团结统一、相互支持、齐心协力地实现共同的目标。

（3）调动下属积极性的重要方法:做好协调工作,组织内部各成员才能团结协作并充分发挥每个人的聪明才智,使组织工作充满生机和活力。

（二）协调的价值

领导者通过有效协调能够实现组织的预定目标,提高组织的社会效益和经济效益,并能实现领导者个人价值和社会价值的统一。

三、有效协调与冲突的化解

（一）有效协调的原则

1. 有效沟通与信息传递原则 有效沟通与信息传递是协调的基本手段。准确的信息可反映发送者的意愿,使接收者正确理解信息,并按照信息采取行动,取得预期效果。

2. 及时性原则 在执行计划工作中,领导者应对可能发生的各种矛盾及时发现和解决。为此要做到:①传送及时:在信息传递过程中,尽量减少中间环节,用最短的时间传。②反馈及时:接收者接到信息后应及时反馈,这有利于发送者修正信息。③利用及时:信息具有较强的时效性,双方要及时利用,避免信息过期失效。

3. 原则性与灵活性相结合 协调工作应有原则性,这是一切活动的准则。灵活性是指在不违背原则的前提下,为了实现组织目标而作出的一些让步、牺牲、妥协、折中与变通等。

4. 全局性原则 组织是一个系统,领导者在对各种矛盾进行协调时,应进行科学的分析,进而通过个体优化的组合,形成整体优势,取得理想的整体效益。

5. 长远性原则 在解决当前矛盾时,还应解决可能由此引起的重大矛盾,才是明智的。

6. 关键性原则 一是要抓重大和根本性矛盾;二是解决矛盾要标本兼治。

7. 激励性原则 合理使用激励手段,不仅可以预防矛盾的发生,而且在矛盾发生后又能调动各方协作的意愿。

（二）有效协调的方法

1. 目标协调 是通过组织下达的目标,采取各种措施统一思想,调节行动,并使之成为全体成员共同愿望的一种方法。

2. 组织协调 是利用行政方法直接干预和协调组织的各个环节和方面,使整个组织工作保持良好秩序的一种协调方法。

3. 经济协调 其作用机制是利益诱导,通过运用工资、奖金、福利等经济手段,以及规定相应的经济合同和责任,从物质利益上处理各种关系,调动各方面的积极性,使个人的行为与组织目标一致的一种协调方法。

4. 法纪协调　是通过制订和执行法律、法规或规章制度来约束和规范组织或个人的行为。一般来讲,规章制度是协调活动的重要手段,也是协调所依据的准则。

(三)冲突的化解

化解冲突有5种方法:

1. 退却/回避　该方法只能暂缓直接的面对面冲突。主要用于下列冲突的处理:因琐事引起的冲突;冲突各方缺乏双赢协商技巧;没有足够时间解决冲突。

2. 安抚/迁就　该方法只是权宜之计,但对冲突无济于事。主要用于下列冲突的处理:无关痛痒的问题;关系的损害会伤及冲突各方的利益;必须暂时缓解冲突以便取得更多信息;冲突双方情绪太过激动,无法取得进展。

3. 妥协　该方法处理冲突时各方应当有平等的机会发表意见,通常会努力找出大家都接受的方案。主要用于下列冲突的处理:妥协能使双方都获益;无需理想的解决方案;只想为复杂的问题找个暂时的解决方案;双方力量旗鼓相当。

4. 硬逼/决战　该方法使冲突的真正起因得不到解决,解决方案都是暂时的,一旦有时机就会报复。主要用于下列冲突的处理:需要迅速行动和当机立断;冲突各方都强调实力和强硬;冲突双方均信奉强权。

5. 解难/协作　冲突各方要开诚布公的沟通。主要用于下列冲突的处理:冲突双方有共同目标;冲突的原因是双方缺乏交流或仅仅是误会。

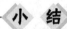

小　结

本章首先从领导与领导特质、领导职权与影响力、护理领导风格与护士工作满足程度、激励、冲突与协调等方面详细阐述了领导者的领导艺术;学生通过本章节学习能初步认识领导者应具备的基本特质、领导影响力的种类、领导理论;知晓领导工作原则、激励原则、护理工作中的人际关系及影响人际关系的因素、有效沟通原则、处理冲突的原则、协调的原则;通过学习激励艺术、有效沟通的方法、处理冲突的方法和冲突的化解和有效协调的方法认识到领导者在领导过程中要根据不同的时间、地点、人、事讲究领导方式、方法。并学会通过案例解析将所学章节知识融会贯通。

(何荣会)

　思考与练习

一、选择题

A1 型题

1. 以下**不属于**领导活动过程要素的是
　　A. 领导者　　B. 客观环境　　C. 被领导者　　D. 组织结构　　E. 群体目标

2. 下列因素**不属于**领导者非权力性影响力的是
　　A. 品格　　B. 知识　　C. 职位　　D. 能力　　E. 情感

3. 下列因素属于领导者权力性影响力的是
　　A. 能力　　B. 情感　　C. 品格　　D. 知识　　E. 传统

4. 现代管理的核心是

　　A. 计划　　　　B. 组织　　　C. 激励　　　D. 目标　　　　E. 决策

5. 激励的基础是

　　A. 需要　　　　B. 动机　　　C. 目标　　　D. 行为　　　　E. 需要满足

6. 激励机制的源头是

　　A. 满足需要　　　　　　　B. 观察需要　　　　　　C. 明确动机

　　D. 激励与约束　　　　　　E. 激励与反馈

7. 激励机制的前提是

　　A. 满足需要　　　　　　　B. 观察需要　　　　　　C. 明确动机

　　D. 激励与约束　　　　　　E. 激励与反馈

8. 激励机制的核心是

　　A. 满足需要　　　　　　　B. 观察需要　　　　　　C. 明确动机

　　D. 激励与约束　　　　　　E. 激励与反馈

9. 下列**不符合**有效沟通的要求的是

　　A. 取得接收者的信任　　　　　　　B. 明确沟通的主体

　　C. 以对方能理解的方式讲述谈话的重点　　　D. 善于倾听

　　E. 谈无关的事

10. 下列**不属于**激励禁区的是

　　A. 奖励过滥　　　　　　B. 奖惩不兑现　　　　　C. 激励措施不合理

　　D. 激励的针对性　　　　E. 奖惩缺乏公平性

A2 型题

11. 某医院护理部制订了"护士长应了解护士的需要和愿望,并给予合理满足,以调动护士的积极性"符合的原理为

　　A. 指明目标　　　　　　B. 协调目标　　　　　C. 命令一致

　　D. 激励　　　　　　　　E. 直接管理

12. 某三级甲等医院神内科护士长小王为硕士学历,掌握丰富的社会人文科学知识和医学护理知识与技术专长,护士们遇到生活和专业上的问题都愿意请教王护士长,王护士长都能给护士们满意的解答。因此护士们都很信任王护士长,愿意接受王护士长的领导,做好病房的护理工作。使王护士长的影响力起作用的因素为

　　A. 职位　　　　B. 能力　　　C. 资历　　　D. 知识　　　　E. 传统

13. 李护士长在护理管理过程中遇到问题时,经常发动护士们共同讨论,共同商量,集思广益,然后决策,并要求病房护士每个人各尽所能,各施其长,分工合作。李护士长的这种领导作风属于

　　A. 专权型　　　　　　　B. 自由放任型　　　　　C. 命令型

　　D. 权威型　　　　　　　E. 民主参与型

14. 小张是急诊科护士长,在平时的管理过程中经常发动护士们共同讨论,共同商量,然后再决策,但今天突然来了 15 位车祸伤病人,小张护士长应采取的领导作风为

　　A. 权威型　　　B. 民主型　　　C. 放任型　　　D. 自由型　　　E. 协商型

15. 骨科病区董护士长是一名很有领导艺术的领导者,当护士工作表现出色时,护士长都会立即加以鼓励,董护士长运用的是行为修正理论中的

　　A. 正强化　　　B. 负强化　　　C. 惩罚　　　D. 消退　　　E. 消极强化

A3/A4 型题

(16~18 题共用题干)

　　护士长让护士小李代表病区参加护士节的护理技术操作大赛,并许诺如果小李能在大

赛上取得第一名的成绩,将有机会参加为期半个月的脱产学习。小李接到这个任务后,会考虑3个问题:"经过努力练习,我能在护理技术操作大赛中取得前三名的成绩吗?""我是否非常需要脱产学习的机会?""取得第一名的成绩和脱产学习跟我晋升职称有关吗?"这3个问题的答案都会影响护士小李在完成任务中的努力程度。

16. "经过努力练习,我能在护理技术操作大赛中取得第一名的成绩吗?"属于
　　　A. 激励水平　　　　　　　B. 激励强度　　　　　　　C. 效价
　　　D. 期望值　　　　　　　　E. 关联性

17. "我是否需要脱产学习的机会?"属于
　　　A. 激励水平　　　　　　　B. 激励强度　　　　　　　C. 效价
　　　D. 期望值　　　　　　　　E. 关联性

18. "取得第一名的成绩和脱产学习跟我晋升职称有关吗?"属于
　　　A. 激励水平　　　　　　　B. 激励强度　　　　　　　C. 效价
　　　D. 期望值　　　　　　　　E. 关联性

(19~20题共用题干)

小王和小李两位新护士均在洗手池边洗手,小王把水开得比较大,正在冲手上的泡沫,小李立即把水笼头关小,于是两人就争吵了起来。张护士长立即来处理她俩人的冲突。

19. 张护士长最适合的冲突处理方法为
　　　A. 退却/回避　　　　　　　B. 安抚/迁就　　　　　　　C. 妥协
　　　D. 硬逼/决战　　　　　　　E. 解难/协作

20. 小王和小李护士的冲突属于
　　　A. 无关痛痒　　　　　　　B. 需当机立断　　　　　　　C. 需迅速行动
　　　D. 需强权处理　　　　　　E. 琐碎事引起

二、思考题

某二级甲等医院下午下班时间是18:00,普外科张护士长在18:00~20:00之间常安排同事们学习业务知识、技能,且平时对护士们比较苛刻。护士们给张护士长提意见,她不听,还是按她的思维方法去执行。近两年来,张护士长在1周内至少有3天不让护士们准时下班,并且经常考试,导致护士们压力大,不愿意在该科室上班,多数护士去后不到3个月就通过各种关系调离该科或离职。

请思考:

1. 张护士长在工作期间,采用了哪种领导作风?

2. 如果你是张护士长,你会怎么做达到提高护士满足程度的目的?

第七章 护理质量管理与控制

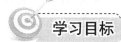
第一节 护理质量管理

护理质量是衡量医院服务质量的重要标志,护理质量的高低不仅取决于护理人员的素质和技术质量,还取决于护理管理方法的优劣及管理水平的高低。在医疗市场竞争日益激烈及人们生活水平不断提高的今天,如何把握护理质量管理的重点,确保护理质量的稳步提升、提高病人满意度,是护理管理者的中心任务,也是医院护理工作的主要目标。

一、质量管理相关概念

1. 质量(quality) 一组固有特性满足要求的程度。质量具有客观规定性,这种客观规定性是通过事物的属性、特征以及对有关事物的作用表现出来的。

2. 质量管理(quality management) 组织为使产品质量能满足不断更新的质量要求,达到顾客满意而开展的策划、组织、实施、控制、检查、审核及改进等有关活动的总和。

3. 质量方针 由组织的最高管理者正式发布的该组织总的质量宗旨和质量方向。质量方针是企业经营总方针的组成部分,质量方针的基本要求应包括供方的组织目标和顾客的期望和需求,也是供方质量行为的准则。

4. 质量目标 组织在质量方面所追求的目的,是组织质量方针的具体体现,目标既要先进,又要可行,便于实施和检查。

5. 质量策划 确定质量目标和要求以及采用质量体系要素,并规定必要运行过程和相关资源的活动。

6. 质量控制(quality control) 为达到质量要求所采取的、贯穿于整个活动过程中的操作技术和监控活动。质量控制是以全面性、预防性为主,以事后把关为辅,达到提高生产率的效果。

7. 质量保证 为了向服务对象提供足够的信任,表明组织能够满足质量要求,而在质量体系中实施,并根据需要进行证实信任度的全部有计划和有系统的活动。

8. 质量改进(quality improvement) 是质量管理的一部分,指主动采取措施,使质量水平超过了过去任何一个时期而达到了新的水平,即有了突破性的提高。

9. 质量体系 指为实施质量管理所构建的组织结构、实施程序和所需资源的综合,是全面质量管理的基础。

10. 护理质量(nursing quality) 护理人员为病人提供护理技术和生活服务的过程与效果,以及满足服务对象需要的程度。护理质量不是以物质形态反映其效果与程度,而是通过在护理服务的实际过程和结果中表现出来的。护理质量的评价可用下面的公式表达:

护理质量 = 实际服务质量 – 服务对象的期望值

11. 护理质量管理 按照护理质量形成的过程和规律,对构成护理质量的各要素进行计划、组织、协调和控制,以保证护理服务达到规定的标准、满足和超越服务对象需要的活动过程。

二、质量管理发展史

美国护理质量管理大体经历了3个历史性发展阶段:20世纪70年代"质量控制阶段"、20世纪80年代"质量保证阶段"、20世纪90年代"质量促进阶段"。回顾新中国成立以来我国医院护理质量管理的发展,经历了由定性管理到定量管理、由经验管理向科学管理的发展过程。按解决质量问题所依据的手段和方式,质量管理的发展过程可分为以下4个阶段:

(一)质量检验阶段

20世纪初,科学管理之父泰勒提出了"科学管理理论",主张计划与执行分开,强调工长在保证质量方面的作用,质量管理的责任由操作者转移到工长。后来,由于企业规模的扩大,质量检验又由工长转移给了专职的质量检验人员,称"检验员的质量"管理。"专职检验"(又被称为"事后检验")的产生,解决了长期以来由操作人员自己制造产品、自己检验和管理产品质量的问题。新中国成立后30年间,护理管理主要以经验管理为主,即"管家式"的管理方法,缺乏可靠性和科学性,使护理质量难以保证。

(二)统计质量控制阶段

20世纪40年代初到50年代,为统计质量阶段。统计质量控制阶段以数理统计方法与质量管理相结合,通过对过程中影响因素的控制达到质量控制的目的,使质量管理由"事先检验"转为对生产过程的检查和控制的"事先预防",将全数检查改为抽样调查,从而杜绝了大批量不合格产品的产生,减少了不合格产品带来的损失。80年代,我国护理管理引进美国管理学家德鲁克提出的目标管理法,使质量管理由事后控制转为事前、事中控制和事后评价的系统管理过程。在目标管理的应用过程中,标准的确立非常重要,因而标准化管理也被吸纳入护理管理实践中。1989年卫生部颁发的《综合医院分级管理标准》中包括的护理管理评审标准便是标准化管理法在护理管理工作中的具体应用。

(三)全面质量管理阶段

20世纪80年代,质量管理进入到全面质量管理阶段。全面质量管理是经营者、从业人员和其他的相关方在共同重视质量意识的基础上成为一体,以向顾客提供满意的服务和产品为目的,把方针管理、功能管理、QC(quality control)小组活动等作为活动的核心,通过顾客导向、持续改进、全员参加来进行。在全面质量管理发展中,美国质量管理专家戴明(W. Edwards Deming)作出了重要贡献,他提出的质量管理工作循环(PDCA循环)简称"戴明环",是全面质量管理的应遵循的科学管理工作程序和基本方法。而我国护理界则是在90年代引入全面质量管理,取得了良好效果。全面质量管理的发展可以从3个方面来说明:一是从"质量管理"到"全面质量控制"再到"全面质量管理";二是起源于美国,传到日本,回到美国,再到英国、澳大利亚,最后至世界各地;三是从产业界,到一般服务业,再到非营利机构。

(四)卓越性质量阶段

20世纪90年代,质量管理进入到"卓越性质量"阶段。摩托罗拉、通用电气等世界顶级企业推行的六西格玛方法管理,逐步确定了全新的卓越质量观念,即顾客对质量的感知远远超出其期望,使顾客感到惊喜,意味着质量没有缺陷。六西格玛方法论旨在把组织的关键产品和过程的缺陷水平降至百分之几的程度。六西格玛已经由一个单纯的质量测量指标演化成一套加速改进、实现前所未有绩效水平的综合策略。北京医院、台州医院等将六西格玛方法引入医院管理,开展了百余项目,成效显著。

三、护理质量管理的任务

(一)建立质量管理体系

护理质量是在护理服务活动过程中逐步形成的。要使护理服务过程中影响质量的要素都处于受控状态,必须建立完善的护理质量管理体系,明确规定每一个护理人员在质量工作中的具体任务、职责和权限。只有这样,才能有效地实施护理管理活动,保证服务质量的不断提高。

(二)进行质量教育

质量教育是质量管理一项重要的基础工作。护理管理者应加强质量教育,不断增强全体护理人员的质量意识,使护理人员认识到自己在提高质量中的责任,明确提高质量对于整个社会、医院的重要作用,自觉地掌握和运用质量管理的方法和技术,提高管理水平和技术水平,不断地提高护理工作质量。

(三)制定护理质量标准

质量管理的核心是制定标准,护理工作的质量标准是衡量护理工作优劣的依据。制定护理质量标准是护理业务技术管理的基础,也是提高护理质量水平的关键,只有建立科学的护理质量标准体系,才能达到规范之目的。

(四)进行全面质量控制

对影响质量的各要素、各个过程进行全面的质量控制。其控制的方法是按照标准对护理工作进行监督、检查与评价,其目的在于衡量成效、纠正偏差。

(五)持续质量改进

持续质量改进是指过程管理及改进使产品或服务得以满足消费者的需要。它是在全面质量管理基础上发展起来的更注重过程管理、环节质量控制的一种新的质量管理理论。质量持续改进是质量管理的灵魂,工作中必须树立第一次把工作做好、不断改进、不安于现状、追求卓越的意识,力争对护理质量进行持续改进。

四、护理质量管理的原则

(一)以病人为中心原则

护理质量管理的目的是保证护理工作以最佳的状态为病人提供优质服务。坚持以病人为中心是护理质量管理的首要原则。为此,护理管理者必须时刻关注病人现存和潜在的需求,以及对现有服务的满意程度,以此持续改进护理质量。

(二)预防为主原则

"预防为主"是指质量管理要从根本抓起。树立预防为主的意识,从事后把关转移到事先控制上。对护理质量产生、形成和实施全过程中的每一个环节,都应充分重视预防为主的原则,做到"三预"即预想、预防、预查。经常分析影响护理质量的各种因素,针对问题制订相应的对策并加以控制,切实把影响护理质量的问题消灭在萌芽之中。

(三)系统方法原则

所谓系统方法是用系统观点去认识和组织质控活动,对护理质量形成的整个过程,相互联系的各种要素之间的关系。即以系统地分析有关的数据、资料或客观事实开始,确定要达到的优化目标;然后,通过设计或策划为达到目标而采用的各项措施和步骤,以及应配置的资源,形成一个完整的方案;最后在实施中通过系统管理而取得高效率。

（四）全员参与原则

重视人的作用,充分调动人的主观能动性和创造性,发动全员参与是实施护理质量管理的根本。因此,需形成一种人人注重质量的氛围,不断增强护理人员的质量意识及参与质量管理的意识。

（五）标准化原则

质量标准化是质量管理的基础工作,是建立质量管理的"法规"。只有建立健全质量管理制度才能使各级护理人员有章可循,才能使管理科学化、规范化。护理质量的标准化包括:建立健全各项规章制度、各级护理人员职责、各种操作规程、各项工作质量标准和检查评价方法等。

（六）分级管理原则

质量管理组织网络是由不同层次人员所组成,各层次职责均有所侧重。在医院,护理工作实行院长、护理部、(科)护士长的分级管理制度,由护理部设定护理质量目标,拟定质量标准,制订质量控制计划、管理制度,实施质量素质教育和实施质量检测评定。各科室护士长侧重抓质量标准的落实,贯彻实施各项规章制度和操作常规。在护理活动中督促下属人员实施自我控制、同级控制及逐级控制,调动所有护理人员实施护理目标的积极性。

（七）客观数据原则

质量管理强调"用数据说话",要求对收集资料、数据进行分析和统计处理,讲究科学方法,而不是凭感情、感觉下结论,要用客观事实说话。所以,一些标准应是定量标准,一些定性标准也尽可能把它数据化,便于统计处理。用数据说话比依靠感觉、印象和经验分析更可靠、更准确、更清晰。同时,只有依靠数据,才能对现象的本质进行科学的统计分析、判断和预测。

（八）持续改进的原则

持续改进是在现有水平上不断提高产品质量、过程及体系有效性和效率。为能有效开展持续改进,首先,当发现护理问题时,不是仅仅处理这个问题,关键应调查分析原因,然后采取纠正措施,并检验措施效果,实施持续质量改进;其次,要强化各层次护理人员,特别是管理层人员追求卓越的质量意识,以追求更高过程效率和有效性目标,主动寻求改进机会,确定改进项目,而不是等出现问题再考虑改进。

第二节　护理质量控制与评价

护理质量管理是护理管理的核心,护理质量标准和评价是质量管理的关键环节,是护理管理的重要依据。它不仅是衡量护理工作优劣的准则,也是护士工作的指南。建立系统、科学和先进的护理质量标准体系,有利于提高护理质量和护理管理水平,有利于护理学科的发展和护理人才的培养。

一、护理质量管理标准

（一）护理质量管理标准相关概念

1. 标准(standard)　是衡量事物的准则,是共同遵守的原则或规范,是对需要协调统一的技术或其他事物所做的统一规定。它以科学技术和实践经验为基础,经有关方面协商同意,由公认的机构批准,经特定的形式发布。其目的是为了获得最佳的工作秩序和社会效益。

2. 标准化(standardization)　是以具有重复性特征的事物为对象,以实现最佳经济效益为目标,有组织地制订、修改和贯彻各种标准的整个活动过程。

3. 标准化管理(management of standardization)　是从制定标准、贯彻执行标准以及修订标准的组织和控制的整个过程。

4. 护理质量标准(nursing quality standard)　是依据护理工作内容、特点、流程、管理需求、护理人员及服务对象的特点和需求制定的护理人员应遵守的准则、规定、程序和方式。

(二)标准的分类和级别

标准是衡量事物的客观准则,是一种权威性的规定。按性质分为强制性标准和推荐性标准;按习惯分为技术标准、管理标准和工作标准;按对象分为基础标准、产品标准、过程标准、试验标准、服务标准和接口标准等。

标准的级别:《中华人民共和国标准化法》规定,我国的标准分为国家标准、行业标准、地方标准和企业标准4级。

(三)护理质量管理标准的分类

1. 按其管理过程结构分类

(1)要素质量标准:要素质量是指构成护理工作质量的基本要素。要素质量标准既可以包括护理技术操作的要素质量标准,也可以指管理的要素质量标准。以下均为要素质量标准:

1)机构设置合理:建立完善的护理管理组织体系。

2)设施齐全、功能完好:病区布局,病人床单元的物品配备齐全,呼叫器完好等。

3)仪器齐全、性能完好:各类抢救仪器、药品及用物齐全;仪器功能良好,处于应急状态。

4)人员数量、质量符合要求:护理人员准入制度、职称结构、人力安排合适等。

5)工作制度和标准齐全:有年度工作计划、工作重点、工作安排、工作总结,有护理工作制度、工作职责、工作流程和工作标准,常见疾病的护理常规、技术操作规程、护理缺陷报告及管理制度等。有护理质量标准、考核方法及持续改进方案。

(2)环节质量标准:也称为过程质量标准,是各种要素通过组织管理所形成的各项工作能力、服务项目及其工作程序或工序质量。这类指标包括基础护理质量标准、护理病历书写质量标准、护理安全质量标准和ICU、手术室、供应室等有专科特点的护理质量标准等。

(3)终末质量标准:护理工作的终末质量是指病人所得到的护理效果的综合质量。它是通过某种质量评价方法形成的质量指标体系,这类指标包括基础护理质量合格率、急救器材及物品完好率、病人满意度、差错发生率及技术操作合格率等,如基础护理质量合格率≥95%。计算公式如下:

$$基础护理合理率 = \frac{基础护理合格人数}{抽查基础护理人数} \times 100\%$$

要素质量、环节质量和终末质量标准是不可分割的整体,它们相互影响、相互制约,最终目标是提高护理质量。

2. 根据使用范围分类

(1)护理技术操作质量标准:包括基础护理技术操作和专科护理技术操作。

总标准:严格执行"三查七对"和操作规程,严格执行无菌操作原则及操作程序,操作正确、熟练。每一项护理技术操作质量标准均包括三个部分,即准备质量标准(包括护理人员和病人的准备,物品和环境的准备);过程质量标准(包括操作过程中的各个环节);终末质量标准(即操作完毕时所达到的效果)。如护理技术操作合格率标准值90%~95%为终末质量标准。

(2)护理管理质量标准:为了进行质量管理,需要对有关的计划、组织、领导、控制等管理职能制定相应的标准,即护理管理质量标准,如护理部、科护士长、护士长工作质量标准;病室管理质量标准;各部门管理质量标准等。

（3）护理文件书写质量标准:护理病历包括体温单、长期医嘱单、临时医嘱单、入院病人评估表、一般病人护理记录、危重(特殊观察)病人护理记录单、手术护理记录单等。记录应及时、准确、客观,医学术语应用准确。护理文件书写质量标准值为90%~95%。

（4）临床护理质量标准:临床护理工作体现人性化服务,要体现病人知情同意与隐私保护的权利;基础护理与等级护理的措施到位;护士对住院病人的用药、治疗提供规范服务;对实施围术期护理的病人有规范的术前访视和术后支持服务制度与程序;提供适宜的康复和健康指导;各种医技检查的护理措施到位;密切观察病人病情变化,根据要求正确记录。如整体护理质量标准要求健康教育覆盖率100%,病人对健康教育的知晓率95%,计算公式如下:

$$覆盖率(知晓率) = \frac{接受教育人数(知晓人数)}{被检查人数} \times 100\%$$

3. 根据使用目的分类

（1）方法性标准指质量控制标准如差错事故标准、压疮发生率等。

（2）工作实施质量标准如各级人员职责、操作规程、护理常规、基础护理质量标准等。

（3）质量计划标准如工作计划、技术发展规划等。

（四）护理质量标准化管理

护理质量标准化管理,就是制(修)订护理质量标准,执行护理质量标准,并不断进行护理标准化建设的工作过程。

1. 制定护理质量标准的原则

（1）可衡量性原则:没有数据就没有质量的概念,因此在制定护理质量标准时,要尽量用数据表达,对一些定性标准也尽量将其转化为可计量的指标。

（2）科学性原则:制定护理质量标准不仅要符合法律法规和规章制度要求,而且要能够满足病人的需要。科学的制定护理质量标准有利于规范护士行为,有利于提高护理质量和医院管理水平,有利于护理人才队伍的培养,促进护理学科的发展。

（3）先进性原则:因为护理工作对象是病人,任何疏忽、失误或处理不当都会给病人造成不良影响或严重后果。因此,要总结国内外护理工作的经验和教训,在充分循证的基础上,按照质量标准形成的规律制定标准。

（4）实用性原则:从客观实际出发,掌握医院目前护理质量水平与国内外护理质量水平的差距,根据现有人员、技术、设备、物资、时间、任务等条件,定出质量标准和具体指标。制定标准时应基于事实,略高于事实,即标准应是经过努力可达到的。

（5）严肃性和相对稳定性原则:在制定各项质量标准时要有科学的依据和群众基础。一经审定,必须严肃认真地执行,凡强制性、指令性标准应真正成为质量管理法规;其他规范性标准,也应发挥其规范指导作用。因此,需要保持各项标准的相对稳定性,不可朝令夕改。

2. 护理质量标准化管理的方法与步骤　包括:确立目标—制定标准—实施标准—检查评价—反馈5个步骤。

（1）确立目标:目标是一个计划或方案要实现的最终的、具体的、可测量的结果,一般由医院的决策层制订总目标,职能科室制订分目标,科室负责目标的完成。

（2）制定标准:依据国家、部门或行业标准及各医院的实际情况,制定标准时要注意单位、地区标准要服从于国家和行业标准,可以高于但不能低于国家标准和行业标准,但必须是能够做到的。

（3）实施标准:标准是一种权威性的决定,一旦确定就必须严格执行。标准执行前要组织所属人员认真学习,了解标准的内容,掌握各项质量的标准要求,自觉的执行标准,保证标准的落实。

(4)检查评价:各级管理人员要按标准要求进行监控,随时纠正偏差,保证护理质量的持续改进。

(5)反馈:对护理质量信息进行收集和反馈,不断总结经验,改进工作。

二、护理质量管理方法

护理质量管理常用的方法有 PDCA 循环(又称"戴明环")、QCACERS 模式、根本原因分析法(RCA)、失效模式和效果分析(FMEA)及品管圈活动等。其中 PDCA 循环是护理质量管理最基本的方法之一,是管理学中的一个通用模型。

(一) PDCA 循环

1. PDCA 循环 又称戴明环,是按照计划(plan)、执行(do)、检查(check)、处理(action) 4 个阶段来进行质量管理,并不断循环的一种管理工作程序,它是在全面质量管理中反映质量管理客观规律和运用反馈原理的系统工程方法。

2. PDCA 循环实施(图 7-1)

(1)计划阶段:计划阶段包括制定质量方针、目标、措施和管理项目等计划活动。这一阶段分为 4 个步骤:①调查分析质量现状,找出存在的问题;②分析调查产生质量问题的原因;③找出影响质量的主要因素;④针对主要原因,拟定对策、计划和措施。

(2)执行阶段:管理循环的第五个步骤。它是按照拟定的质量目标、计划、措施具体组织实施和执行。

(3)检查阶段:管理循环的第六个步骤。它是把执行结果与预定目标进行对比,检查计划目标的执行情况。在此阶段,应对每一项阶段性实施结果进行全面检查,注意发现新问题、总结经验、分析失败原因,以指导下一阶段的工作。

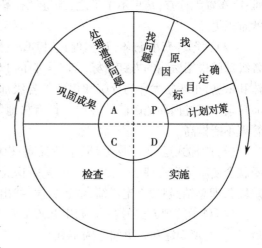

图 7-1 PDCA 循环图

(4)处理阶段:包括管理循环的第七、八两个步骤。第七步为总结经验教训,将成功的经验形成标准,将失败的教训进行总结和整理,记录在案,以防再次发生类似事件。第八步是将不成功和遗留的问题转入下一循环中去解决。戴明环的步骤和方法见表 7-1。

表 7-1 戴明环的步骤和方法

阶段	步骤	主要方法
P	1. 分析现状,找出问题	柏拉图、直方图、控制图
	2. 分析各种影响因素或原因	特性要因图
	3. 找出主要影响因素	柏拉图
	4. 针对主要原因,制订措施计划	回答"4W2H" ◆ 为什么要整改(目标或目的)——why? ◆ 具体的问题是什么(何事)——what? ◆ 建议的具体整改时限是多长(何时完成)——when? ◆ 由谁负责完成(谁执行)——who? 从哪里入手(何处)——where? ◆ 建议的具体整改方案是什么(如何执行)——how? ◆ 方案所需的成本是多少(经济效益)——how much?

续表

阶段	步骤	主要方法
D	5. 执行、实施计划	
C	6. 检查计划执行结果	排列图、直方图、控制图
A	7. 总结成功经验,制定相应标准	制订或修改工作规程、检查规程及其他有关规章制度
	8. 把未解决或新出现的问题转入下一个 PDCA 循环	

3. PDCA 循环的特点

(1)完整性、统一性、连续性:PDCA 4 个阶段是一个有机的整体,PDCA 循环作为科学的工作程序,其 4 个阶段的工作具有完整性、统一性和连续性的特点。在实际应用中,缺少任何一个环节都不可能取得预期效果,只能在低水平上重复。比如计划不周,给实施造成困难;有布置无检查,结果不了了之;未将没有解决的问题转入下一个 PDCA 循环,工作质量也就难以提高。

(2)大循环套小循环,互相促进:PDCA 循环适用于各项管理工作和管理的各个环节。各级部门根据医院的方针目标,都有各自的 PDCA 循环,形成大环套小环。大环是小环的母体和依据,小环是大环的分解和保证。各级部门的小环都围绕着医院的总目标朝着同一方向转动。通过循环把医院的各项工作有机地联系起来,彼此协同,互相促进,从而推动质量管理不断提高。

(3)阶梯式运行,不断循环,不断提高:PDCA 循环 4 个阶段周而复始地运转,每循环一圈就会使质量和管理水平提高一步,呈阶梯式上升,如图 7-2。PDCA 循环的关键在于"处理阶段",即总结经验,肯定成绩,纠正失误,找出差距,以避免在下一循环中重复错误。

(4)科学管理方法的综合应用:PDCA 循环应用了科学的统计观念和处理方法,作为开展工作、发现问题和解决问题的工具。

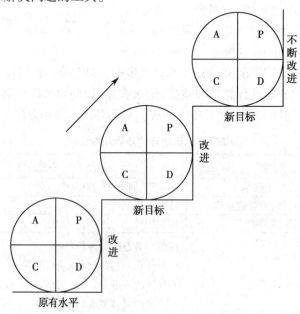

图 7-2　PDCA 循环螺旋式上升示意图

(二)品管圈

1. 品管圈(quality control circle,QCC)　是由在相同、相近或有互补性质工作场所的人们自动自发组成数人一圈的活动团队,通过全体合作、集思广益,按照一定的活动程度,运用科学统计工具及品管手法,来解决工作现场、管理、文化等方面所发生的问题及课题。

2. 品管圈基本要素

(1)成员:圈员、圈长、辅导员各司其职,共同投入参与。通过组圈过程,遴选合适的圈长及辅导员。

(2)圈名:圈命名,没有统一的规定,只要圈员达成共识即可。

(3)圈徽:根据选定好的圈名,圈员们集思广益,展开头脑风暴,进行圈徽设计,并做圈徽意义说明,应从圈徽的整体、局部、与工作关联、颜色等方面加以阐述。

(4)圈会:品管圈活动是由圈长及圈员们运用现场的资料,通过头脑风暴的方式,不断发掘现场问题,并利用一些 QC 的手法加以分析、改善。

(5)成果:整理活动报告书。包括有形及无形的成果。其中,有形成果一般很容易用数量来表示,如不良率、延迟率、缺勤率等,可以算出由改善前与改善后的差异。无形成果不容易以数量表示,通常包括圈长、圈员的个人成长或收获,如常见的护士质量意识的提高、护士对工作产生了兴趣、护士向心力提升等。

3. PDCA 循环与品管圈活动基本步骤 QCC 小组活动基本程序遵循 PDCA 循环,包括 4 个阶段、10 个步骤。P 阶段通常包含着 6 个步骤:①选定课题;②找出要解决的主要问题;③确定本次活动所要达到的目标;④分析产生主要问题的各种原因;⑤找出主要原因;⑥制订对策。D 阶段包含着 1 个步骤,即按照制订的对策实施。C 阶段包含 1 个步骤,即检查所取得的效果。A 阶段包含 2 个步骤,即制订巩固措施,防止问题再发生;提出遗留问题并做下一步打算。QCC 小组活动的具体步骤如图 7-3 所示。

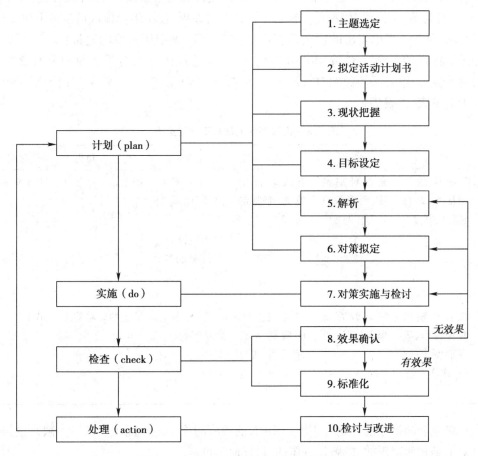

图 7-3 PDCA 循环与品管圈活动基本步骤

（1）选择课题：①确定课题类型与来源：根据 QCC 小组活动课题的特点和活动内容，可将小组活动课题分为"现场型"、"服务型"及"创新型"3 种类型；课题的来源一般有指令性课题、指导性课题及由小组自行选择的课题。②选定课题：先列出 3~5 个问题后，通过头脑风暴式讨论决定。③确定课题名称：明确名称 3 项元素：动词（正向或负向）＋名词（改善的主体）＋衡量指标。例如："降低＋门诊病人＋等候领药时间"、"提高＋住院病人＋满意率"、"降低＋CVC＋堵管率"。

（2）现状调查：课题确定之后，就要对现状进行深入调查分析，确认问题改进的程度，为目标设定提供依据。主要方法与步骤如下：①绘制流程图。②把握"三现原则"，即到现场、针对现场、做现场观察。制订查检表，将现状对照标准找出差距，观察和记录差距变化。③确定主题特性：最常用方法是柏拉图分析，整理归纳出本课题的重点主题。

（3）设定目标：是确定小组活动要把问题解决到什么程度，也是为检查活动的效果提供依据。目标设定方法要围绕为什么要制订这样的目标、制订目标的依据是什么，并要有用数据表达的目标值。

依下列公式制订：目标值＝现状值－（现状值×改善重点×圈能力）

其中：改善重点是现状把握中需要改善的特性的累计影响度，数据可根据柏拉图得到；目标需根据医院或单位的方针及计划并考虑目前圈能力，由全体圈员共同制订。

（4）分析原因：以头脑风暴法或问卷调查的方式进行，多采用鱼骨图。

（5）确定主要原因（查找要因）：①收集鱼骨图所列的主要原因。②分析是否有不可抗拒的因素，不可抗拒的因素不能作为要因，必须剔除。③对选出的要因逐条进行统计分析，用数据表明该要因确实对问题有重要影响，再确定或排除是否是真正影响问题的主要原因。

（6）制订对策：①提出对策：首先针对每一条主要原因，让小组全体成员从各个角度提出改进的想法，可先不考虑提出的对策是否可行。②研究、确定所采取的对策：从针对每一条主要原因所提出的若干个对策中分析研究，确定选用什么样的对策和解决到什么程度。③制订对策：对策表必须做到对策清楚、目标明确、责任落实。按"5W1H"的原则，QCC 小组常用的对策表，见表 7-2。

表 7-2　糖尿病病人认知率低对策表

序号	要因	对策	目标	措施	地点	负责人	时间
1	没有明确的糖尿病教育者责任制度	完善科室制度，明确教育者责任制度	开展教育次数达到规定的 90% 以上	1. 建立教育路径，明确职责 2. 建立周教育排班制度，教育后记录，定期汇总	护士站	赵某某	2011 年 8 月
2	没有完整的教育流程、教育前后的评估、评价流程	制订教育流程和制度	在院按照糖尿病病人教育流程执行率达 90% 以上	1. 制订教育评估问卷 2. 建立教育流程	护士站	赵某某	2011 年 8 月

上述对策表的排序前后是有逻辑关系的，前四项的位置是不能改变的。一般来说，对策表中的对策是相对宏观的，措施是具体的，目标应尽可能量化。

（7）实施对策：对策制订完毕，小组成员就可以严格按照对策表列出的改进措施计划加以实施。在实施过程中,如遇到困难无法进行下去时,小组成员应及时讨论,如果确实无法克服,可以修改对策,再按新对策实施。

(8)检查效果:效果通常用有形成果和无形成果来表示。

1)有形成果是直接的、可定量的、经过确认的效果。目标达成率与进步率的计算如下:

$$达成率 = (改善后数据 - 改善前数据) \div (目标设定值 - 改善前数据) \times 100\%$$

$$进步率 = (改善后数据 - 改善前数据) \div 改善前数据 \times 100\%$$

2)无形成果是间接的、衍生的、无形的效果。无形成果的效果确认可以用文字条列的方式表示,也可用更直观的雷达图评价法表示。

(9)标准化:取得效果后,就要把效果维持下去,并防止问题的再发生,为此,要制订巩固措施。把对策表中通过实施已证明有效的措施,纳入医院规章制度或标准(诊疗规范、操作指南等),报医院主管部门批准。

(10)总结及今后打算:课题完成后,小组成员要坐在一起围绕以下内容认真进行总结:①通过此次活动,除了解决本课题外还解决了哪些相关问题? 还需要抓住哪些没有解决的问题? ②检查活动程序确定方面、以事实为依据用数据说话方面、方法的应用方面,明确哪些是成功的? 哪些需要改进的? 有哪些心得体会? ③认真总结通过此次活动所取得的无形效果。④在做到以上几点的基础上提出下一次活动要解决的课题,以便持续地开展 QC 小组活动。

三、护理质量评价方法

护理质量评价是护理质量管理中的控制工作之一,对护理质量衡量及促进起着至关重要的作用。评价指衡量所定标准或目标是否实现或实现的程度如何。

(一)护理质量评价内容与方法

1. 护理质量评价内容　目前,国内护理质量评价内容因质量标准的不同有所差异:许多医院的护理质量评价主要包括护理组织管理评价、整体护理效果评价、护理质量评价、护理病历质量评价;有的医院划分更加具体,涉及护理安全管理,包括制度安全、操作安全和药物安全等;护理质量缺陷和改进;健康教育管理;医院感染管理;人力资源管理以及病人权益的维护。随着现代护理活动日趋复杂,各种影响因素增多,护理质量评价内容也在不断修订和完善。

(1)要素质量评价:对构成护理服务要素质量基本内容的各个方面进行的评价,包括组织结构、物质设施、资源和仪器设备及护理人员的素质。①环境,病人所处环境的质量是否安全、清洁、舒适等情况;②护理人员工作安排,是否选择合理的护理方式,人员质量(资历)是否合乎标准等;③器械、设备是否处于正常的工作状态,包括药品、物资基数及保持情况,要根据客观标准数量进行检查计量;④病房结构、病人情况、图表表格是否完整等。

要素质量评价的方法有现场调查、考核、问卷调查、查阅资料等。

(2)环节质量评价:即对护理过程的评价。这类标准可以评价护士护理行为活动的过程是否达到质量要求,可按护理工作的功能和护理程序评价。具体包括 7 个方面:正确执行医嘱方面;病情观察及治疗结果反应观测方面;对病人的管理;对参与护理工作的其他医技部门和人员的交往和管理;护理报告和记录的情况;应用和贯彻护理程序的步骤和技巧;心理护理、健康教育、身体和感情健康的促进等。

环节质量评价方法主要为现场检查。一般采用 5 级评价方法:一是护理人员护理过程的自我评价;二是同科室护理人员护理过程的相互评价;三是护士长的检查监督评价;四是总护士长的指导评价;五是护理部组织的综合质量评价。

(3)终末质量评价:是对护理服务的最终结果的评价。评价护理服务结果对病人的影响,即病人得到的护理效果的质量。包括病人满意度、静脉输液穿刺成功率、事故发生率等。

　　终末质量评价一般通过问卷调查、护理查房等方法进行评价。随着医院整体护理理念的形成,护理质量评价由单维评价向多维评价、由终末质量评价向全面系统评价、由传统的经验评价向科学的人本评价模式转变。

　　2. 护理质量评价方法　目前国内外护理质量评价方法大致分为3种:定量评价、定性评价、定性与定量相结合评价。每一种方法都有其优缺点,需要根据各医院特点及护理质量评价内容选择合适的方法。定性方法包括调查表法、分层法、流程图法、亲和图法、头脑风暴法、特性要因图法等。定量方法包括直方图法、排列图法和散点图等。

　　(1)调查表:是用于系统地收集、整理分析数据的统计表。通常有查检表、数据表和统计分析表等。统计表中的线条不宜过多,一般使用"三线表",表的上端应注明资料的时间、地点及内容,表内数字一律用阿拉伯数字,如表7-3。

表7-3　某医院2007年1~11月送检标本缺陷次数统计分析表

缺乏管理要因	缺陷次数	百分比(%)	累计百分比(%)
容器选择不合理	25	36.23	36.23
无专人管理	15	21.74	57.97
标本管理责任心不强	12	17.39	75.36
病理单填写不全	7	10.14	85.50
无医生核对签名	5	7.25	92.75
标本防腐不当	3	4.35	97.10
标本存放混乱	1	1.45	98.55
甲醛配制流程不合理	1	1.45	100.00
合计	69	100.00	—

　　(2)流程图:将过程的步骤用图的形式表示出来的一种图示技术,是程序分析中最基本、最重要的分析技术,它是进行流程程序分析过程中最基本的工具。流程图形成步骤:①调研所涉及任务的整个流程;顺次记录每一个步骤,从第一个(或最后一个)步骤开始,并用流向进行连接,重复这个过程,直至流程图绘制完成。②用规定的符号表示流程的各个环节,见图7-4。如EICU高危导管护理流程图,见图7-5。

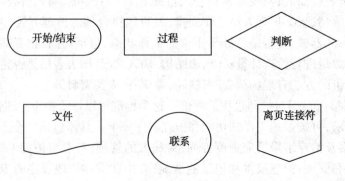

图7-4　用符号表示流程各环节

　　(3)头脑风暴法(brainstorm):又叫脑力激荡,是指一群人(或小组)围绕一个特定的兴趣或领域,进行创新或改善,产生新点子,提出新办法。

　　(4)柏拉图:又称为排列图,19世纪由意大利经济学家柏拉图(Pareto)首先发明并使

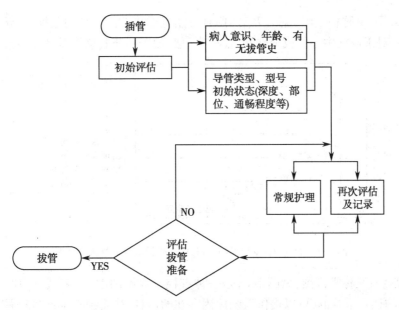

图 7-5 EICU 高危导管护理流程图

用。美国质量管理专家朱兰博士运用柏拉图的统计图加以延伸将其用于质量管理。柏拉图就是一种"80-20 原则",即造成不良事件的原因有很多,但影响较大的只有 20% 左右的原因,而此 20% 的原因造成的影响度约占 80%。在工作中,要解决的问题很多,但往往不知从哪里着手,而事实上大部分的问题,只要能找出几个影响较大的要因,并加以处置及控制,即可解决 80% 以上。

(5)特性要因图:又称"鱼骨图",是日本质量大师石川康馨博士于 1952 年发明的,特性要因图是以系统的方式用图来表达"结果与原因"间或"期望与对策"间的关系。因其形状很像鱼骨,也可称为"鱼骨图"或"因果图"。

"鱼骨图"绘制步骤为:①列出质量问题。②找出影响问题的各种因素。③将影响质量的因素按大、中、小分类,依次用大小箭头标出。决定大要因可由 4M1E,即方法(methods)、人员(man)、材料(material)、机器设备(machine)、环境(environmental)的维度进行思考。④确定真正影响质量的主要原因。如病房护士静脉用药核对环节缺陷鱼骨图分析,如图 7-6。

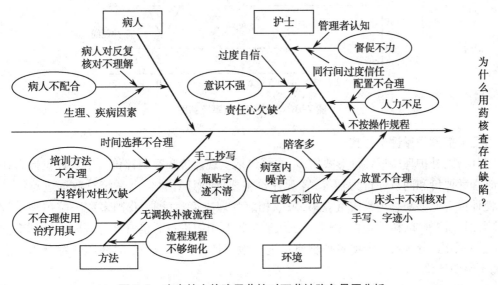

图 7-6 病房护士静脉用药核对环节缺陷鱼骨图分析

113

（6）直方图：又称柱状图，见图7-7。用直方图可以将杂乱无章的数据，表示为比较直观的分布状态，对于数据中心值或分布状况一目了然，便于判断其总体质量分布情况。

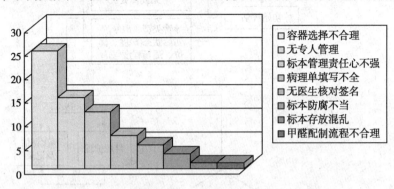

图7-7　某医院2007年1~11月送检标本缺陷次数直方图

（7）控制图：又称管理图，见图7-8，是一种有控制界限的图，用来区分引起质量波动的原因是偶然的还是系统的，可以提供系统原因存在的信息，从而判断生产过程是否处于受控状态。

控制图是美国品管大师休哈特（W. A. Shewhart）博士于1924年发明的。一般控制图纵轴均设定为产品的质量特性，以过程变化的数据为刻度；横轴则为检测产品的群体代码或编号或年月日等，以时间别或制造先后别，依顺序点绘在图上。控制图的结构，纵坐标表示目标值，横坐标表示时间，图上有中心线（以均值表示）、上下控制线（$\bar{\chi} \pm 2S$）、上下警戒线（$\bar{\chi} \pm S$），并有按时间顺序抽取的样本统计所得数值的描绘点。

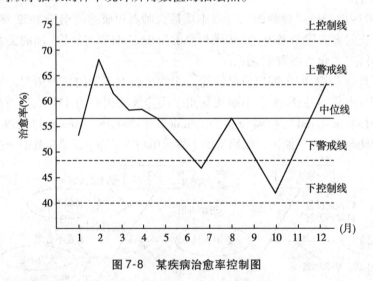

图7-8　某疾病治愈率控制图

（二）护理质量评价形式

目前，国外护理质量评价形式较多，主要包括主观评价和客观评价。主观评价以自评为主，管理者评价和同事评价为辅等；客观评价主要借助计算机信息系统对数据进行统计分析，使评价者能够动态观察质量效果，采取相应管理决策。目前我国多数医院护理质量评价主要通过护理部、科护士长、护士长三级质量控制组织进行。也有部分医院在护理部下设质量控制小组，分区域或分项对护理质量进行检查评价。根据评价时间和内容分为定期评价和不定期评价。

1. 定期评价　分综合性全面定期检查评价和专项定期检查评价两种。前者按月、季度或半年、一年进行，由护理部统一组织全面检查评价，但要注意掌握重点单位、重点问题；后者则根据每个时期的薄弱环节,组织对某个专题项目进行检查评价,时间根据任务内容而定,由质量管理人员按质量标准定期检查。

2. 不定期评价 主要是各级护理管理人员、质量管理人员深入实际随时按护理质量标准要求进行检查评价。

(三)护理质量评价指标

护理质量评价指标一般包括工作质量评价指标及整体护理质量评价指标。工作质量指标,如病区管理合格率、护士培训率、消毒隔离合格率、护理文件书写合格率、护理技术操作合格率等;整体护理质量评价指标,如护理措施落实率、健康教育知晓率、病房床位与护士比、展开床位使用率等。

四、护理质量缺陷管理

(一)护理质量缺陷相关概念

1. 护理质量缺陷(nursing quality defect) 一切不符合护理质量标准的现象都属于质量缺陷。在护理工作中,由于各种原因导致令人不满意的现象与结果,或给病人造成损害统称为护理质量缺陷。

2. 护理纠纷(nursing dispute) 病人或其家属对护理过程、内容、结果、收费、服务态度等不满而发生的争执,或对同一护理事件护患双方对其原因及结果、处理方式或轻重程度产生分歧发生争议。护理纠纷不一定是护理差错。

3. 医疗事故(medical malpractice) 指医疗机构及其医务人员在医疗活动中,违反医疗卫生管理法律、行政法规、部门规章和诊疗护理规范、常规,过失造成病人人身损害的事故。

(二)护理质量缺陷表现

近年来由于护理模式的转变、护理工作职能的拓展、新技术新业务的不断开展、病人自我保护意识的增强和护理人力缺乏等多方面因素,护理安全问题更加凸显。护理缺陷规范化、制度化管理成为亟待解决的问题。

1. 护理质量缺陷表现 一切不符合护理质量标准的现象都属于质量缺陷,护理质量缺陷表现为护理纠纷、差错和事故。

2. 护理差错评定标准 护理差错分为一般差错与严重差错。

(1)一般差错所涉及内容:违反各项护理工作的操作规程,质量未达到标准要求,增加病人痛苦,但尚未造成不良后果;各种护理记录不准确,未影响诊断治疗者;标本留取不及时或留取方法不正确,但尚未影响诊断治疗;监护失误、静脉注射外渗外漏,面积未达到3cm×3cm者;各种检查前准备未达要求,但尚未影响诊断;病危病人无护理计划;执行医嘱不及时,但未影响治疗;无菌技术操作不熟练,但尚未造成病人感染等均属于一般差错范畴。

(2)严重差错所涉及内容:执行查对制度不认真,打错针、发错药,给病人增加痛苦;护理措施未落实,发生非难免性Ⅱ期压疮;执行医嘱不及时,影响治疗但未造成严重不良后果;监护失误、引流不畅、未及时发现影响治疗;监护失误,静脉注射外渗外漏,面积达3cm×3cm以上,局部坏死;术前未做准备或术前准备不合格而推迟手术,尚未造成严重后果;违反无菌技术操作,造成病人严重感染;各种记录有遗漏或不准确影响诊断治疗;遗失检查标本影响诊断治疗;护理不当发生坠床、窒息、昏倒造成不良后果;交接班不认真而延误诊治、护理,造成不良后果等均属于严重差错范畴。

3. 护理事故分级 根据《医疗事故处理条例》护理事故分为四级:一级事故,造成病人死亡、重度残疾;二级事故,造成病人中度残疾、器官组织损伤导致严重功能障碍;三级事故,造成病人轻度残疾、器官组织损伤导致一般功能障碍;四级事故,造成病人明显人身损害的其他后果的。

（三）护理质量缺陷控制方法

从根本上说,质量控制就是对护理缺陷进行控制。从临床运用来看,护理缺陷控制可分为两类。

1. 警戒性缺陷控制 是对尚未铸成医疗护理缺陷,但已显示出来的缺陷苗头采取控制措施,对尚可纠正的医疗护理缺陷采取及时有效的纠正措施。如输液前弄错了床号,但在穿刺前核对发现并及时纠正,进而避免护理缺陷的发生。

2. 条件性缺陷控制 是对因客观条件不足造成的质量缺陷进行控制,对这类缺陷的控制,一方面要发挥护理人员的主观能动性和创造性,克服条件不足的困难,采取补救措施,使这种缺陷的影响减少到最低限度;另一方面要及时发现,引起重视,创造条件加以解决。

第三节 护理质量标准化与持续质量改进

一、护理质量标准化管理

1. 护理质量实行标准化管理的意义 ①护理管理的基础,为达到组织目标提供了评价的依据,为护理人员实现目标提供了标准;②护理服务质量的保证和促进因素;③保证护理工作惯性运行的行为规范;④质量管理的依据。

2. 护理质量标准化管理的方法与步骤

(1)建立护理质量控制保障体系:为使护理质量控制标准得以保证,医院以护理部为主成立医院护理质量管理委员会,制订护理质量控制目标和完善、统一的护理质量控制标准。

(2)完善各项护理规章制度:为保证护理质量和工作的正常运转,根据卫生部评审督导标准要求,结合医院护理质量管理的方案,先后修订规章制度、专科疾病护理常规、操作规程及各级护理人员的岗位职责等。

(3)抓好护理质控的关键所在:要做到"以病人为中心",落实核心制度、岗位职责、操作规程和专科疾病护理常规,采用 PDCA 循环工作程序不断改进。同时护理管理者要不断学习,更新观念和知识,掌握新技术和新业务,注重本身素质、修养和管理水平,加强对护理人员的培训。同时注重对信息反馈控制,加大护理缺陷管理力度,确保护理安全,与相关部门有机联系,取得相应支持与配合,确保护理质量达标。

二、医院分级护理标准

为加强医院临床护理工作,规范临床分级护理及护理服务内涵,保证护理质量,保障病人安全,2009 年 5 月 22 日卫生部颁发《综合医院分级护理指导原则(试行)》的通知,并于 2009 年 7 月 1 日施行。

（一）分级护理概念

分级护理是指病人在住院期间,医护人员根据病人病情和生活自理能力,确定并实施不同级别的护理。

（二）分级护理原则

根据护理分级制度,为不同级别的病人提供相应的护理。分级护理分为 4 个级别:特级护理、一级护理、二级护理和三级护理。医院临床护士应根据病人的护理级别和医师制订的诊疗计划,为病人提供基础护理服务和护理专业技术服务,保障病人安全,提高护理质量。

1. 特级护理 具备以下情况之一的病人,可以确定为特级护理。

(1)病情危重,随时可能发生病情变化需要进行抢救的病人。

（2）重症监护病人。

（3）各种复杂或者大手术后的病人。

（4）严重创伤或大面积烧伤的病人。

（5）使用呼吸机辅助呼吸，并需要严密监护病情的病人。

（6）实施连续性肾脏替代治疗（CRRT），并需要严密监护生命体征的病人。

（7）其他有生命危险，需要严密监护生命体征的病人。

2. 一级护理　具备以下情况之一的病人，可以确定为一级护理。

（1）病情趋向稳定的重症病人。

（2）手术后或者治疗期间需要严格卧床的病人。

（3）生活完全不能自理且病情不稳定的病人。

（4）生活部分自理，病情随时可能发生变化的病人。

3. 二级护理　具备以下情况之一的病人，可以确定为二级护理。

（1）病情稳定，仍需卧床的病人。

（2）生活部分自理的病人。

4. 三级护理　具备以下情况之一的病人，可以确定为三级护理。

（1）生活完全自理且病情稳定的病人。

（2）生活完全自理且处于康复期的病人。

（三）分级护理要点

护士实施的护理工作包括：密切观察病人的生命体征和病情变化；正确实施治疗、给药及护理措施，并观察、了解病人的反应；根据病人病情和生活自理能力提供照顾和帮助；提供护理相关的健康指导。

1. 特级护理病人的护理要点

（1）严密观察病人的病情变化，监测生命体征。

（2）根据医嘱，正确实施治疗、给药措施。

（3）根据医嘱，准确测量出入量。

（4）根据病人病情，正确实施基础护理和专科护理，如口腔护理、压疮护理、气道护理及管路护理等，实施安全措施。

（5）保持病人的舒适和功能体位。

（6）实施床旁交接班。

2. 一级护理病人的护理要点

（1）每小时巡视病人，观察病人的病情变化。

（2）根据病人的病情，测量生命体征。

（3）根据医嘱，正确实施治疗、给药措施。

（4）根据病人病情，正确实施基础护理和专科护理，如口腔护理、压疮护理、气道护理及管路护理等，实施安全措施。

（5）提供护理相关的健康指导。

3. 二级护理病人的护理要点

（1）每2小时巡视病人，观察病人的病情变化。

（2）根据病人的病情，测量生命体征。

（3）根据医嘱，正确实施治疗、给药措施。

（4）根据病人病情，正确实施护理措施和安全措施。

（5）提供护理相关的健康指导。

4. 三级护理病人的护理要点

（1）每3小时巡视病人，观察病人的病情变化。

（2）根据病人的病情，测量生命体征。

（3）根据医嘱，正确实施治疗、给药措施。

（4）提供护理相关的健康指导。

三、护理质量持续改进方法

持续质量改进是在全面质量管理基础上发展起来的，它以系统论为理论基础，强调持续全程的质量管理。在注重终末质量的同时更注重过程管理、环节控制的一种新的质量管理理论。护理质量持续改进是通过计划、执行、监督和评价的方法，不断评价措施效果并及时提出新的方案，使医院质量循环上升。

（一）护理质量持续改进时机

护理质量改进时机，包括两方面内容：

（1）出现护理质量问题即不合格项目后的改进：及时针对护理服务过程检查、体系审核、顾客投诉中呈现出来的问题，组织力量，予以改进。

（2）没有发现质量问题时的改进：主要是指主动寻求改进机会，主动识别顾客有哪些新的期望和要求，同国内外同行比较中寻求改进方向和目标，并予以落实。

（二）护理质量改进方法的应用

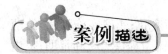

案例描述

降低病房护士静脉用药核查缺陷率

用药安全是《病人安全目标》主要内容之一。用药失误造成病人伤害，影响医院形象。某医院为了降低病房护士静脉用药核查缺陷率，对2009年全年静脉用药缺陷次数进行数据收集，统计结果详见表7-4。

表7-4　某医院2009年病房护士静脉用药核查缺陷次数（次）

项目　　科别	操作数	用药类别		操作过程（核对不规范）				
		静脉注射	静脉输液	医嘱/标贴/药物	床头卡	手腕带	病人/家属	身份
妇儿	32	4	28	19	10	8	6	4
外科	76	1	77	24	17	16	10	6
急监	21	0	21	16	11	11	5	3
内科	71	0	73	23	18	15	11	12
累计	200	5	199	82	56	50	32	25

经过分析，发现存在的原因有：病人不配合、护士督促不力、安全意识不强、人力配置不足、培训方法不合理、不合理使用治疗用具、瓶贴字迹不清、病室内噪音、床头卡放置不方便核对、操作流程不够细化等原因。

针对以上问题，护理部成立了QCC小组（合力圈）制订了相应的对策：①结合实际案例加强安全意识、法律法规教育；②管理者、同行之间加强督促、提醒；③增加情景模拟式培训演练与现场考核相结合；④选择适宜的培训时间；⑤改善护理人力配置，弹性排班。

结合本章所学PDCA、品管圈对此案例进行分析。

案例解析

根据 PDCA 循环与品管圈活动基本步骤,对此案例分析如下:

1. 计划阶段

(1)选定课题:降低病房护士静脉用药核查缺陷率。

(2)找出要解决的主要问题:绘制改善前柏拉图,见图 7-9。根据柏拉图分布结果显示,以医嘱、输液标贴、配制药物未双人核对,床头手腕带未与输液瓶上信息核对最多,占 76.7%。根据柏拉图二八定律,将此三大情况列为本期活动的改善重点。

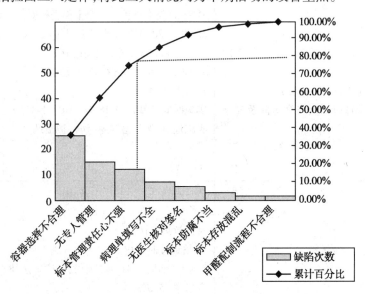

图7-9 某医院 2007 年 1~11 月送检标本缺陷次数原因

(3)确定本次活动所要达到的目标:根据目标值计算公式确定目标值为 95 分。目标值计算过程如下:

$$目标值 = 现况值 - 改善值$$
$$= (82 + 56 + 50 + 32 + 25) - 245 \times 76.7\% \times 80\%$$
$$= 245 - 150$$
$$= 95$$

注:改善值 = 现况值 × 改善重点 × 圈员能力;圈员能力 80%,由全体圈员根据解决问题的能力讨论得出

(4)分析产生主要问题的各种原因:采用头脑风暴法,绘制鱼骨图,见图 7-8。

(5)确定主要原因:根据确定要因方法,如柏拉图或调查表法,最终确定了护士安全意识不强、督促不力、临床培训方法不合理、护理人力配置不足为主要原因。

(6)制订对策:根据以上主要原因,进行对策拟定。

2. 执行阶段即实施对策 相关对策见表 7-5 至表 7-8。

3. 检查阶段(即效果确认) 改善后对 200 名护理人员进行调查,静脉用药缺陷次数为 55 例。根据目标达成率计算公式得出达成率为 126.7%。计算过程如下:

$$目标达成率 = (改善后 - 改善前) \div (目标值 - 改善前) \times 100\%$$
$$= (55 - 245) \div (95 - 245) \times 100\%$$
$$= 126.7\%$$

4. 处理阶段 包括标准化及总结。将静脉注射核对环节标准化,并纳入护理部流程改善。通过此次活动,除了解决本课题外还解决了哪些问题?有哪些还需要改进?仍需要改进的地方纳入下一轮 PDCA 循环。

表 7-5　对策一　结合实际案例加强安全意识、护士条例教育

对策一	对策名称	结合实际案例加强安全意识、护士条例教育
	主要原因	护士意识不强

改善前： 过度自信； 责任心欠缺。 对策内容： 1. 结合本院案例对全体护理人员进行 2 次安全意识教育。 2. 举办一次全院性法律法规培训。 3. 科室晨会至少每周 1 次安全提问及安全教育。	对策实施： 1. 10 月 18 日护士长会议上结合案例进行安全教育。10 月 28 日对全体护士结合案例进行安全教育。 2. 10 月 20 日聘请某三级甲等医院护理部主任进行《医疗质量和病人安全》全院性业务学习。 3. 护士长每周一进行安全提问或安全教育。 负责人：汪某某 实施时间：2010-10-18 至 2010-11-17 实施地点：医院会议室、病区护士站
P D A C	
对策处置： 改进后效果良好，继续维持。	对策效果确认： 1. 培训按时完成。 2. 护理部抽考 41 名护士关于护理法律法规、核心制度，合格率 95.5%。 3. 护理质量委员会抽查安全提问或安全教育落实状况：落实率达 100%。

表 7-6　对策二　管理者加强督促、同行间相互提醒

对策二	对策名称	管理者加强督促、同行间相互提醒
	主要原因	督促不力

改善前： 管理者认知不够； 同行间过度信任。 对策内容： 1. 组织探讨如何加强督促。 2. 组织探讨同行间如何相互提醒。	对策实施： 1. 10 月 19 日圈员间、科护士长开会，探讨如何加强督促。 2. 10 月 25 日探讨同行间如何相互提醒。 负责人：陈某某 实施时间：2010-10-18 至 2010-11-17 实施地点：护理部办公室
P D A C	
对策处置： 改进后效果良好，继续维持。	对策效果确认： 1. 按时讨论。 2. 抽查 5 个病区，落实状况良好。

表7-7 对策三 增加情景模拟式的培训演练

对策三	对策名称	增加情景模拟式的培训演练
	主要原因	临床培训方法不合理

改善前： 时间选择不合理； 内容针对性欠缺。 对策内容： 1. 梳理、完善输液核对环节。 2. 设计情景模拟式培训方案。 3. 开展护理人员分层次培训。	对策实施： 1. 10月22日总带教进行静脉用药情景模拟演练，统一核对环节。 2. 10月24日护理部对临床各科护理带教老师进行培训。 3. 10月25~10月31日各总带教科内进行培训。 负责人：丁某某 实施时间：2010-10-22 至 2010-10-31 实施地点：护理示教室
P　　D A　　C	
对策处置： 改进后效果良好，继续维持。	对策效果确认： 培训完成；抽查护士静脉用药核对环节，符合要求。

表7-8 对策四 改善护理人力配置，弹性排班

对策四	对策名称	改善护理人力配置，弹性排班
	主要原因	护理人力不足

改善前： 配置不合理； 不按操作规程。 对策内容： 1. 制定护士人力资源配置原则与标准。 2. 制定护士人力资源调配流程。	对策实施： 10月28日制定及实施护士人力资源配置原则与标准及护理人力资源调配流程。 负责人：方某某 实施时间：2010-10-28 至 2010-10-31 实施地点：各护理单元
P　　D A　　C	
对策处置： 改进后效果良好，继续维持。	对策效果确认： 各病区有效开展实施。

小 结

　　本章从质量管理概述、质量管理发展史、护理质量管理原则与任务、护理质量管理方法与持续改进等方面详细阐述了如何做好质量管理、持续改进；学生通过本部分学习能初步认识护理质量管理、护理质量管理标准，知晓护理质量持续改进方法。通过对本章学习，学生能够阐述护理质量管理和医疗事故概念，了解品管圈相关知识，并学会通过运用PDCA循环进行质量改进。

（宁晓东）

思考与练习

一、选择题

A1 型题

1. 质量管理发展史依次为

　　A. 质量检验阶段—统计质量控制阶段—全面质量管理阶段—卓越性质量阶段

　　B. 质量检验阶段—统计质量控制阶段—全面质量管理阶段—卓越性质量阶段

　　C. 统计质量控制阶段—质量检验阶段—全面质量管理阶段—卓越性质量阶段

　　D. 全面质量管理阶段—质量检验阶段—统计质量控制阶段—卓越性质量阶段

　　E. 卓越性质量阶段—质量检验阶段—统计质量控制阶段—全面质量管理阶段

2. 以下**不是**护理质量管理原则的是

　　A. 以病人为中心　　　　　　　B. 预防为主　　　　　　　　C. 系统方法

　　D. 全员参与　　　　　　　　　E. 自我管理

3. PDCA 循环法包括

　　A. 3 个阶段、8 个步骤　　　　　　　　　B. 3 个阶段、7 个步骤

　　C. 4 个阶段、8 个步骤　　　　　　　　　D. 4 个阶段、7 个步骤

　　E. 4 个阶段、9 个步骤

4. 在护理质量管理 PDCA 循环方法中,其中 P 代表

　　A. 计划　　　　B. 实施　　　　C. 检查　　　　D. 处理　　　　E. 设定

5. 在护理质量管理 PDCA 循环方法中,其中 D 代表

　　A. 计划　　　　B. 实施　　　　C. 检查　　　　D. 处理　　　　E. 设定

6. 在护理质量管理 PDCA 循环方法中,其中 C 代表

　　A. 计划　　　　B. 实施　　　　C. 检查　　　　D. 处理　　　　E. 设定

7. 在护理质量管理 PDCA 循环方法中,其中 A 代表

　　A. 计划　　　　B. 实施　　　　C. 检查　　　　D. 处理　　　　E. 设定

8. 执行长期及临时医嘱是否及时、准确是临床护理工作的

　　A. 要素质量评价　　　　　　　B. 终末质量评价　　　　　　C. 护理人员素质评价

　　D. 环节质量评价　　　　　　　E. 护理管理质量评价

9. 护理质量管理的关键是

　　A. 制订计划　　　　　　　　　B. 组织领导　　　　　　　　C. 确立护理质量标准

　　D. 督促检查　　　　　　　　　E. 研究对策

10. 造成病人中度残疾、器官组织损伤导致严重功能障碍的事故属于

　　A. 一级事故　　　　　　　　　B. 二级事故　　　　　　　　C. 三级事故

　　D. 四级事故　　　　　　　　　E. 特级事故

A2 型题

11. 某医院为了提高住院病人满意度,不断进行调研,听取病人意见,请问该医院做法体现了护理质量管理原则中的

　　A. 预防为主　　　　　　　　　B. 以病人为中心　　　　　　C. 分级管理

　　D. 动态管理　　　　　　　　　E. 全员参与

12. 为了提高基础护理质量,心内科全体护理人员针对目前基础护理存在的问题进行原因分析,此过程为 PDCA 循环中的

　　A. 计划　　　　B. 执行　　　　C. 检查　　　　D. 处理　　　　E. 完善

13. 2012 年某院静脉留置针操作合格率为 97%,此合格率属于护理质量管理标准中的

  A. 要素质量   B. 环节质量   C. 终末质量

  D. 技术质量   E. 护理管理质量

14. 某院早产婴儿放保温箱,突然停电,导致保温箱温度不能保证,导致婴儿死亡,这起医疗事故的级别是

  A. 一级   B. 二级   C. 三级   D. 四级   E. 五级

15. 病人小张,二尖瓣置换手术后第一天,需要绝对卧床休息。责任护士对其实施的护理级别应为

  A. 特级   B. 一级   C. 二级   D. 三级   E. 四级

A3/A4 型题

(16~18 题共用题干)

某科室,2013 年 1 月发生跌倒事件共 2 起。

16. 组织科室全科人员讨论分析,这体现的护理质量管理原则为

  A. 预防为主   B. 全员参与   C. 客观数据

  D. 分级管理   E. 动态管理

17. 组织科室人员一起讨论,进行原因分析,应采用的研究工具是

  A. 直方图   B. 鱼骨图   C. 查检表   D. 控制图   E. 流程图

18. 其中一例发生跌倒的病人为冠心病病人,76 岁,BP 190/100mmHg,护士应实施的护理级别为

  A. 特级   B. 一级   C. 二级   D. 三级   E. 四级

(19~21 题共用题干)

某医院护理部于 2012 年初统计 2011 年全年用药错误共 31 起。

19. 针对此问题,护理部召集 4 名科护士长、2 名护士长开小组会议,会议上每人都阐述自己观点,此做法采取的持续质量改进工具为

  A. 调查表   B. 柏拉图   C. 流程图

  D. 控制图   E. 头脑风暴法

20. 会议决定成立降低用药错误品管圈,通过柏拉图发现改善重点为 70.12%,圈能力为 75%,则降低用药错误品管圈的目标值应为

  A. 15%   B. 16%   C. 17%   D. 18%   E. 19%

21. 通过此次品管圈活动,护理部修订了《用药管理规定》、《安全用药流程》等管理规定,并在临床上进行运用,此做法是品管圈步骤中的

  A. 现状把握   B. 目标设定   C. 效果确认

  D. 标准化   E. 检讨与改进

二、思考题

用药安全是《病人安全目标》主要内容之一。用药失误造成病人伤害、影响医院形象。备用药规范化管理可以保证住院病人在病情变化、病情危重等紧急状况下及时、有效实施药物治疗。某医院为了降低病房护士静脉用药核查缺陷率,对 2009 年全年静脉用药缺陷次数进行数据收集,统计结果详见表 7-4。

经过分析,发现存在的原因有以下几个方面:

1. 大要因 病人、护士、方法及环境。

2. 中要因 病人不配合、管理者督促不力、护士意识不强、人力不足、培训方法不合理、不合理使用治疗用具、瓶贴字迹不清、流程规程不够细化、病室内噪音及床头卡不利核对。

3. 小要因　病人对反复核对不理解、生理及疾病因素、过度自信、责任心欠缺、管理者认知、同行间过度信任、配置不合理、不按操作规程、床头卡放置不合理、床头卡手写且字迹小、陪护多、宣教不到位、瓶贴手工抄写、无调换补液流程、培训内容针对性欠确及培训时间不合理。

请您认真阅读此案例，并结合本章所学绘制鱼骨图。

笔记

第八章 护理服务与护理安全

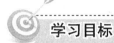

学习目标

1. 掌握服务、危机管理及护理安全的相关概念。
2. 熟悉护理服务对象需求,识别各种标识含义及作用。
3. 了解护理服务的分类和顾客导向服务标准。
4. 能利用各种技巧处理纠纷,并做到纠纷的预防。
5. 具有管理病人满意度的意识和基本能力。

第一节　护理服务与服务标准

情景描述:

20 世纪 60 年代风靡宝岛的"歌后"叶玲,在沪不幸患运动神经元疾病,意识清醒却难以动弹,病情危重已无法离开呼吸机支持。为了实现叶玲返乡之行不出意外,启程前日上海急救中心"120"救护车专门前往医院进行"实地演练",拟定了多套应急预案。启程日上午叶玲平卧在担架上,由专用救护车从医院直接送达机场停机坪。由海峡两岸主治医师、护士共同陪伴,海峡彼岸的桃园机场急救人员和设备也一一到位。台湾中华航空公司 CI586 航班特意将机舱的最后三排座椅拆下,并悬挂隔离布帘,备好呼吸机等急救设备及药物,两岸直航,减少了 2 小时路程,安全及时将其送回台北,成为优质服务的佳话。

请思考:

1. 分析该病人安全转运有哪些需求?
2. 该案例医院、急救中心"120"救护车队与航空公司的服务满足了病人哪些需求?

一、护理服务的概述

每一个人对服务都不陌生,服务无处不在,"每个人不是在为他人服务,就是在接受他人的服务。"因此,管理者要站在服务者的角度去理解服务。现代医院的服务理念是以就医顾客为中心,在医疗服务过程中提供精神、文化、情感的服务,使尊重就医顾客、关爱就医顾客、方便就医顾客、服务就医顾客的人文精神在医疗服务的过程中得到体现。

(一)概念

1. 服务(service) 1990 年格鲁诺斯(Gronroos)给服务下的定义是:"服务是以无形的方式,在顾客与服务职员、有形资源等产品或服务系统之间发生的,可以解决顾客问题的一种或一系列行为。"服务是员工在向顾客提供产品或运营过程中表现出来的在知识、能力、工作热情等方面水平高低的一种能力。

2. 护理服务(nursing service)　指护士借助各种资源向护理服务对象提供各种服务。护理服务的对象是人,除具有生物特点外,还具有社会和心理特点,因此,护理服务的目标必须是"以病人为中心",在保证病人安全的前提下,提供及时、有效、满意的服务。

知识拓展

服　　务

在现代饭店管理中,服务人员的服务标准可以用 SERVICE(即"服务"一词)中的 7 个字母来概述:

- S,即 smile(微笑),服务人员要对每一位顾客微笑。
- E,即 excellent(出色),服务人员要将每一项工作都做得很出色。
- R,即 ready(准备),服务人员要随时准备为顾客服务。
- V,即 viewing(看待),服务人员要把每一位顾客都当做需要特殊照顾的贵宾看待。
- I,即 inviting(邀请),服务人员每一次服务结束都要向顾客发出下一次再来的邀请。
- C,即 creation(创造),服务人员要善于创造温暖的服务气氛。
- E,即 eye(眼光),服务人员要始终用热情的眼光关注顾客。

以上标准可为其他行业管理提供一定的借鉴。

(二)护理服务分类

1. **按服务对象的需求分类**　可分为基本服务、期望服务及愉悦服务。

(1)基本服务:必须具备的、理所当然的服务。缺乏基本服务,会使病人很不满意;具备了基本服务也只能让服务对象没有不满意。

(2)期望服务:要求提供的产品或服务比较优秀,即更舒适、更快、更好的服务,具备了期望服务能让服务对象感到满意。

(3)愉悦服务:让病人意想不到的、感到惊喜的服务。

2. **根据软、硬件情况**　分为硬件服务、软件服务。

(1)硬件服务:提供优美舒适的诊疗环境、先进的医疗设备和良好的后勤保障条件等。

(2)软件服务:先进的医院文化、良好的声誉与品牌、高水平的医务人员、高超的技术、充足的医疗健康信息以及优质服务与管理等。

3. **根据工作范围分类**　可分为门诊护理服务和住院护理服务。

(1)门诊护理服务:门诊护理服务是医院的窗口服务,指门诊病人来医院就诊至诊疗结束这段时间提供的服务。门诊护理服务具有病人流量大、服务流程环节多、病种复杂、看病时间短、候诊时间长、护理工作时效性强等特点。护理服务伴随着门诊病人的整个就诊过程。门诊护理服务的宗旨就是提供便捷、安全、及时、有效的护理服务。

(2)住院护理服务:护士向住院病人所提供的各种服务。住院病人要在医院生活一段时间,医院需要提供 24 小时的连续性医疗和护理。对住院病人的护理服务,一般可以分为基础护理服务和专业治疗服务。基础护理服务主要满足饮食、睡眠、穿衣、活动、排泄、安全等方面的需求;专业护理服务是根据病情需要,执行各类医嘱和护理措施,以及健康教育、心理护理、应急抢救等。

二、护理服务的特质

（一）护理服务的一般特性

1. 护理服务的无形性（不可感知性）　护理服务是一种无形的、抽象的行为，但可以通过实物表现出来，例如：简明的导医标识、候诊厅电视机的配置、卫生间的防滑地板、扶手的设计、床帘的应用等。

2. 护理服务的差异性　差异性是指护理服务的构成成分和质量水平经常变化，很难统一界定。由于护理服务是一个群体行为，会受到相关人员自身因素的影响和制约，因此不存在两次完全相同的服务。服务的差异性是由服务提供者、服务消费者及两者之间相互作用三方面共同决定的。

3. 护理服务的不可储存性（易消失性）　服务不能像实体产品那样储存，不管在时间还是空间上，护理服务也是如此。但要克服服务的不可储存性给护理工作带来的影响，就要尽可能实现服务供给与服务需求的平衡。如急诊科在救治成批伤病员时，服务包的设置就是很好地解决这类问题的方法，管理者提前制订救治成批伤病员的预案、流程，成立急救小组并训练有素，保持急救设施处于完备状态，而使救护工作有序高效。

4. 护理服务的不可分离性（同一性）　服务的生产和消费是同时发生的，没有先后之分，并且在服务的生产过程中有服务对象的参与。护理服务必须依靠病人的配合来完成。例如静脉输液，若病人拒绝，这项服务就无法进行。因此，服务提供者与服务消费者相互依存，不可分离。

5. 护理服务所有权的不可转让性　服务的生产和消费过程中不涉及任何有形物品的所有权转移。换言之，服务与所有权无关。

6. 护理服务的复杂性与相互替代性　复杂性体现在护理服务对象是一个不同层次、不同年龄、不同特点、患有不同疾病的群体。要满足这个群体的医疗需求，要求提供相当复杂的护理服务。护理服务还有较强的相互替代性，一是护理服务与其他护理措施之间的可替代性，如对病人进行健康教育时，既可采取口头宣教方式，也可采取书面材料方式；二是各类护理服务之间的可替代性，如灌肠和口服泻药均可缓解病人便秘。

（二）护理服务的专业特性

1. 导向性　护理服务是以人的健康为中心，重视以人为本、尊重服务对象的个性、权利等，提供多样化、个性化、人性化的护理。

2. 技术性　护理服务的技术含量高，包括基础护理操作技术、专科护理操作技术和随护理学发展而衍生的其他先进护理技术。

3. 交际性　护理服务重视医护人员与病人及家属的沟通交流和互动。

4. 严肃性　病人生命是唯一的、可贵的，护理工作质量影响病人安危。护理服务应非常严谨，任何一个细节都不能有半点疏忽。

5. 时间性　护理服务的时间要求非常严格，在给药、观察病情、测量生命体征及其记录等都要求严格遵守时间。

6. 规范性　护理服务必须遵守操作规程和医疗护理制度。

7. 随机性　表现在病人病情变化的随机性和护士执行护理操作的随机性。

8. 奉献性　从事护理工作要有奉献精神。护理服务过程中，应以病人为中心。

三、护理服务标准

1. 服务标准　指服务机构用以指导和管理服务行为的规范。医疗服务机构通过护理服务调研和关系营销了解就医顾客的期望或要求后，转化成服务标准，让实际服务使其满意。

2. 服务标准分类

(1)机构导向服务标准:依据机构自己的期望制定的服务标准即为服务机构导向服务标准。此类服务标准与顾客期望之间往往存在着差距。

(2)顾客导向服务标准:是指服务机构按照顾客期望或要求而制定的服务标准。能更好地满足顾客的期望或要求,能给服务机构带来更多的顾客,增强服务机构的竞争力。

3. 顾客对重点服务环节的期望　就医顾客对不同服务环节(接触点)的期望是不一样的。在挂号服务环节,顾客的期望是挂号服务人员分诊准确、反应快;在诊疗服务环节,顾客的期望是诊疗及时、准确、花费少;在交费服务环节,顾客的期望是账单准确,手续简化、便捷;检查服务环节,顾客的期望是等候时间短,报告结果迅速、准确;在门诊治疗服务环节,顾客的期望是用药及时、准确,有问题处理及时,环境舒适,医护人员言语文明礼貌等。

4. 顾客导向服务标准的区间　由于顾客的期望或要求通常有一个区间或范围,如理想区间、宽容区间和合格区间。因此,体现顾客期望或要求的服务标准相应也可以表达为区间。服务机构可根据自身的特点和战略,决定选择哪一区间作为制定服务标准的基础。

5. 服务的"硬"标准与"软"标准　顾客对服务质量的感知包括可靠性、反应性、保证性、关怀性和有形性5个层面。服务的可靠性、反应性和有形性有关的服务标准(图8-1)组成"硬"标准。例如,"电话铃响3次之内必须有人接"、"为长期卧床病人每2小时翻身1次"等。服务的关注性、保证性有关的服务标准是"软"标准。例如,"要关注就医顾客的个性化需要"是一项与关注性有关的服务"软"标准。

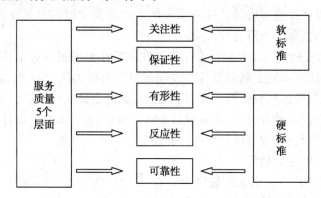

图 8-1　服务质量的 5 个层面与"硬标准"和"软标准"

知识拓展

服务素质与服务行为

服务素质	服务行为
顾客至上	用热情的态度做好每项服务工作,重视并尊重顾客,善解人意
主动服务	乐观的态度面对工作,仔细观察、认真留心顾客的需要 离顾客 15 步时要保持微笑,5 步时要主动问候
服务永无止境	以顾客满意为每个服务活动的行为准则,永远不对顾客说"不"
用爱心对顾客	重视细节,满足顾客需求,温馨服务,体现爱心,绝不与客户争辩
微笑服务	在服务中创造轻松的气氛,与顾客相距 3m 以内时展示笑容
学会宽容	对顾客的意见洗耳恭听,不抱怨,不和顾客争吵

四、护理服务与病人满意度

（一）顾客满意度的相关概念

1. 顾客满意度（customer satisfaction）　指服务达到顾客期望值的程度。《ISO9000:2000质量体系·基础术语》中将顾客满意度定义为："顾客对其要求已被满足程度的感受。"个人期望的形成与其经历有关，不同的人对于相同服务的满意度可能是不同的。

顾客在接受服务的过程中，满意与否取决于一个人的价值观和期望值。其满意心理反应见图8-2，当现实情况与期望一致时，产生满意的心理反应，可表现为忠诚于这个组织并接受此项服务；当现实情况小于期望值，则产生不满意的心理反应，可表现为抱怨、投诉。若抱怨没有得到有效处理，顾客就放弃这个组织或服务。对组织来讲，就失掉了这个顾客，失掉了市场。

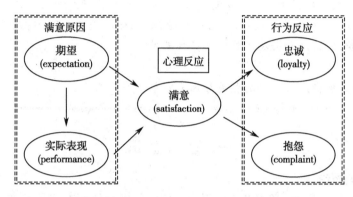

图8-2　病人满意心理示意图

2. 医疗保健服务的顾客满意度分类

（1）病人满意度（patient satisfaction）：指人们由于健康、疾病、生命质量等诸方面的要求而对医疗保健服务产生某种期望，基于这种期望，对所经历的医疗保健服务情况进行主观评价。

（2）员工满意度：是一种主观的价值判断，是员工的心理感知活动和期望与实际感知比较的结果。员工主要指医院内工作人员包括医生、护士、药剂医技人员、机关后勤人员等。

（3）社会满意度：是一个内涵丰富并且具有多重层次含义的概念。不同层次的社会满意度分别包含各自不同的结构要素。

三者相互联系，相互影响。通常情况下，医疗服务的顾客满意度主要指病人满意度。

（二）病人满意度的管理

卫生部1997年9月颁布的《综合医院评审标准》、2011年版《三级综合医院评审标准实施细则》中，都明确要求医院进行病人满意度调查，规定满意度不得低于85%，并实行一票否决制。因此，可以认为病人满意度是病人评价医院服务质量、医院工作改进的重要指标。

病人满意度可用下列公式表示：

$$病人满意度 = 病人感受值/期望值$$

从上述病人满意度公式可以得知，在提高"病人感受值"的同时，还应加强对病人期望的管理。了解顾客对服务的期望，创造能够兑现的顾客期望，调整就医顾客对医院过高的期望值，强化顾客对医院的信任度。

第二节 危机意识与护理安全管理

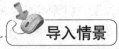

工作情景：

2007年3月8日下午,邓女士入住医疗技术、设备相对较好的某医院产科502室8床待产,其丈夫龚先生及婆婆许女士陪护。晚10时许,邓女士经剖宫产产下一男婴,产后母婴同室。术后给予一级护理,当晚邓女士与丈夫同睡一床,许女士与婴儿睡另一床。3月10日,502室病房住满,许女士擅自带婴儿入住空闲的501病房,晚上婴儿哭泣不停,当天一直滞留在产科并多次探听婴儿性别的一名陌生妇女带许女士抱婴儿到护士站治疗。11日凌晨约3点半,许女士熟睡,婴儿被人抱走,数分钟后许女士惊醒发觉婴儿丢失,龚先生、许女士及医院四处寻找未果。

请思考：

发生新生儿被盗危机事件的相关原因有哪些?

一、危 机 意 识

(一)危机的概念

1. **危机** 指令人感到危险的时刻。广义而言,危机是指所有可能给单位的形象、信用和运营造成负面影响的事件或活动。从字面解释危机的内涵,即"危险与机遇",是组织命运"转机与恶化的分水岭"。

2. **危机意识** 是面临问题时(即使表面看来微小、轻微、无关大碍),要考虑到这个问题可能是一个严重问题,也可能是严重问题的一个先兆、线索,只有排除它的危险性,才能按照一般问题处理。相关成语如见微知著、防患未然、防微杜渐等均是危机意识的体现。危机意识可以应用到整个医疗工作中。病人的病情瞬息变化,但是如果给予及时正确的救治,病情可能会好转和缓解,这一时刻就是急症的"转机"。危机意识是优秀的护理人员必须具备的品质。

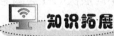

医院危机的类型

A 型:医疗技术衍生的危机,如造口治疗师对造口定位不准确导致造口护理困难。

医护人员失误的危机,如未严格执行三查七对导致病人服药错误。

B 型:医疗设备(设施)衍生的危机,如灭菌不合格的输液器导致病人输液反应的发生。

管理制度衍生的危机,各种应急预案不完整,导致突发事件时,医务人员不知所措。

C 型:重大天灾的危机、政策管制的危机、财务运作的危机、市场竞争的危机、人力资源衍生的危机、信息流通衍生的危机。

笔记

(二)护理危机管理

1. **危机管理** 是为了应对突发的危机事件,抗拒突发的灾难事变,尽量使损害降至最低点而事先建立的防范、处理体系和对应的措施。危机管理通过危机监测、危机预警、危机决策和危机处理,达到减少甚至避免危机产生的危害,总结危机发生、发展的规律,对危机处理科学化、系统化的一种新型管理体系。危机管理的重点应放在危机发生前,预防与控制是成本最低、最简便的方法。危机的解决,速度是关键。危机降临时,应在第一时间查出原因,找准危机的根源,以便迅速、快捷地解决危机。危机处理既要充分借鉴成功的经验,也要根据危机的实际情况,尤其要借助新技术、新信息和新思维,进行大胆创新。

2. 护理危机管理　指有计划、有组织、有系统地在医院护理危机暴发前进行预防和控制,并于危机暴发后以迅速有效的方法解决危机,尽量避免和减少危机产生的危害,最终从危机中获利。护理危机管理在现代护理管理中占有重要地位,直接关系到医院的信誉与效益。

二、护理安全管理

(一)护理安全概述

1. 护理安全　指护士在实施护理的全过程中,严格遵循护理核心制度及操作规程,确保病人不发生法律和法定规章制度允许范围以外的心理、机体结构或功能上的损害、障碍、缺陷或死亡;还包括护士的执业安全,防止因护理事故或纠纷而造成医院及当事护理人员承担的行政、经济等方面的损害;以及在医疗护理服务场所的环境污染、放射性危害、化疗药物、各种病原体、针头刺伤等对护理人员造成的伤害。

护理安全是衡量医院护理管理水平的重要标志,是保证病人得到良好的护理和优质服务的基础,是提高病人满意度的主要指标。护理不安全事件发生会直接影响医院的社会效益与经济效益,增加病人痛苦及费用,影响医院效率和信誉。

2. 护理标识在护理安全管理中的应用　20 世纪 90 年代以前,我国医院标识仅仅是医院、科室名称标牌。自20 世纪90 年代以来,医院标识作为“系统”形成标识文化,逐渐显露出其独特的功能。规范护理标识,在护理安全、实现护理服务过程的可追溯性和提高护理质量管理等方面均具有较重要的作用。

(1)护理标识的概述

1)标识:指公共场所的指示,是文明的象征、个体的视觉元素,以特定而明确的图形、文字、色彩等来表示事物、象征事物,同时表达出事物、对象等精神内容。其主要功能是导向功能,即“指路”。

2)护理标识:指为保证临床护理工作及病人安全,确保护理工作有序进行,运用材料的颜色、质感等物理属性及规范的图案、文字对护理工作中需警示提醒的工作环节进行具有行业特征的标识的总称。

(2)护理标识的分类

1)提示性的病人标识:①住院病人腕带标识是一种身份确认的标识。②床头卡标识放置于病人病床的床头卡槽内,上有分级护理和饮食标识。与手腕带形成双重身份核对。③其他标识,如各种引流管标识可采用一次性粘胶式标签,注明置管人姓名、置管日期、时间。

2)人性化的病房标识:①环境熟悉标识,如病区每间病房的门旁都有主管医生、责任护士的姓名标识牌。②治疗相关标识,如病人正在病床上接受体检,护士在床帘上夹上“病人正在治疗,请不要打开床帘”。③温馨提醒标识,如在潮湿的地面放置“小心防滑”的标识。这些标识可有效避免因意外而发生的纠纷。

3)警示性的治疗室标识:①区域标识,如无菌区与非无菌区标识、医用垃圾与生活垃圾分类标识,警示着护士要遵守消毒隔离制度。②警示标识,如急救车、氧气筒等器材应有是否处于备用状态标识。

(3)护理标识的表现形式:可采用标牌、标签、标语、色牌、色带、印章、片、腕带等形式对标识对象进行标识;采取粘贴式、悬挂式、系绑式、直立式等方法使用。

（4）运用现代化手段管理护理标识:随着科学技术的高速发展,护理标识的管理可与医院数字化接轨。在病人的床头显示屏与医院信息系统（HIS）连接后可显示医护患的各种信息,信息可由医护人员登录发送到指定位置,如床头卡信息、费用信息等,也可自动定时、定向发送到床头和医护活动区的液晶显示屏上,为病人和医护人员提供便利。病人腕带条形码与病人的用药系统、输血系统、样本采集系统、治疗系统等结合,为医院护理人员减轻工作量,节约医疗资源,有效增强安全性和提高质量。

（二）"危急值（像）"报告制度的建立

近年来由于医院管理理念的进步和病人自主意识的增强,关于病人安全问题已成为国内外医院质量管理的重点。2011 年版《三级综合医院评审标准实施细则》中把《病人十大安全目标》列为检查标准,其中"目标六"明确规定要建立临床实验室"危急值（像）"报告制度。规定了"危急值（像）"的项目、报告的重点对象、质量管理等。

1. 建立临床实验室"危急值（像）"报告制度的意义

（1）"危急值（像）":指临床实验室、影像科等医技科室检查的数值或结果严重偏离正常值,可能危及病人的生命,需立即报告临床医生,迅速给予病人有效的干预措施。

（2）"危急值（像）"报告制度的意义:"危急值（像）"信息,可供临床医生对生命处于危险边缘状态的病人采取及时、有效的治疗,避免病人意外发生,出现严重后果;能有效增强医技工作人员的主动性和责任心,提高医技工作人员的理论水平,促进临床、医技科室之间的有效沟通与合作。

2. 确认"危急值（像）"项目　根据医院实际提供服务能力和对象情况认定属于"危急值（像）"的项目。如某医院认定临床实验室"危急值（像）"项目至少应包括有血钙、血钾、血糖、血气、白细胞计数、血小板计数、凝血酶原时间、活化部分凝血活酶时间等。超声检查过程中发现以下情况属"危急值（像）"报告项目,如急诊外伤见大量腹腔积液,疑似肝脏、脾脏等内脏器官破裂出血的危重病人;急性胆囊炎考虑胆囊化脓并急性穿孔的病人等。心电检查过程中发现以下情况属"危急值（像）"报告项目,如急性心肌梗死、致命性心律失常等。影像科检查过程中发现急性大面积脑梗死,急性脑干梗死,巨大脑动脉瘤（2.5cm 以上）等。病理检查结果是临床医师未能估计到的恶性病变,恶性病变出现切缘阳性等。内窥镜"危急值（像）"报告项目,如食管或胃底重度静脉曲张、明显出血点、活动性出血等。

3. 危急值（像）登记制度（表8-1）　"危急值（像）"报告与接收应遵循"谁报告（接收）,谁记录"的原则。各医技科室、临床科室分别建立检查（验）"危急值（像）"报告登记本,医护人员接获电话通知病人的"危急值（像）"结果时,必须进行复述确认后才可提供给医生使用。主管医生或值班医生在当天或 6 小时内在急诊病历、住院病人病程录中记录接收到的"危急值（像）"报告结果和诊治措施。接收人负责跟踪落实并做好相应记录。

表8-1　医院"危急值（像）"登记表

日期	时间	床号	姓名	危急值（像）内容	报告者姓名、工号	接收者姓名、工号	值班医师姓名、工号	处置医生姓名、工号	处置结果
2013 8.2	11:50	抢2	张×	血 K^+ 2.41mmol/l	王× 1357	李× 1578	赵× 980	张× 1200	11:55 补钾,见医嘱单

4. 护理人员"危急值（像）"报告程序　护理人员在接到"危急值（像）"报告电话后,立即登记并报告医生,如果认为该结果与病人的临床病情不相符或标本的采集有问题时,应重

新留取标本送检进行复查,如复查结果与前次一致或误差在许可范围内,在报告单上注明"已复查"。

医院医疗管理职能部门和科室质量考核小组定期检查和总结"危急值(像)"报告的工作,重点是追踪了解病人病情的变化,是否由于有了"危急值(像)"的报告而有所改善。科室每季度、职能部门每年至少有一次对工作进行督导、检查、总结、反馈,提出"危急值(像)"报告制度,落实工作持续改进的具体措施。

(三)依法执业与执业安全

随着经济社会发展和社会主义法制的建立,医疗机构管理经历了制度化、标准化、科学化,现已进入法制化管理的新阶段。医疗机构及其医务人员必须树立法制观念,落实卫生部《医院管理评价指南》中"依法执业"评价指标的要求,增强依法执业意识,推进管理法制化。

《护士条例》(下简称《条例》)中所称护士,是指经执业注册取得护士执业证书,依照条例规定从事护理活动,履行保护生命、减轻痛苦、增进健康职责的卫生技术人员。《条例》第十六到十八条规定了护士的义务,如要求护士在执业活动中,发现病人病情危急,应当立即通知医师;在紧急情况下为抢救垂危病人生命,应当先行实施必要的紧急救护。明确了护士的工作受到法律的保护。

依法执业,医疗机构及其医务人员应学习理解有关的医疗卫生管理法律制度,明确法律责任,提高依法执业的自觉性。加强自律是为了提高医疗服务质量,保证医疗安全和医疗机构健康发展。

第三节　护理纠纷预防与处理技巧

一、护理纠纷

(一)护理纠纷的概念

护理纠纷是指病人或其家属对护理过程、内容、结果、收费、服务态度等不满而发生的争执,或对同一护理事件护患双方对其原因、结果、处理方式或轻重程度产生分歧发生争议,包括护理管理、护理技术和护士职业道德等方面的纠纷。

(二)护理纠纷的相关因素

1. 医院因素

(1)护理人员的自我保护意识欠缺、法律意识淡薄:护理人员在工作中常常缺乏自我保护意识。如一位肾衰的病人在抢救时,一名护士看了看氧气流量表说:"哎呀,氧气什么时候没了?"病人家属听后立即以"治疗不及时、不连续"向医院投诉。

(2)违反操作规程:据有关资料统计,在护理不良事件中,用错药(包括静脉注射、肌内注射)占50%,违反操作规程占12%等。如护士错将5%葡萄糖注射液当成生理盐水给糖尿病病人输入,导致病人血糖升高。

(3)护士长期超负荷工作:护士长期从事繁重劳动、重复性夜班、多重角色负担,使少数护士出现职业倦怠;尤其在节假日值班人员少,护理措施不能全面落实,容易导致护理不良事件发生。

(4)"以病人为中心"的服务意识不强,缺乏与病人有效沟通:临床上许多护理工作需要得到病人家属的配合方能得以实施,如果解释工作不到位,态度简单粗暴,语言生硬,未能及时与病人和家属沟通病情,一旦病情发生恶化,必然会使病人和家属不满,甚至产生反感,引发纠纷。

（5）护理工作范畴有待进一步明确，承担非护理工作过多：如计费、预约工作等。一值班护士在催欠费病人及时缴纳住院费用时对病人说："我都告诉你好几次了，你欠款1000多元了，今天无论如何要让你的家人把钱交了，否则我们就停止用药了。"使得病人情绪低落，家属不满意，引发护理纠纷。

2. 社会因素　全民法律意识提高，自我保护意识普遍上升；新闻媒体炒作，误导病人和家属；有关医疗卫生方面的法律法规尚在逐渐完善过程中。

3. 病人因素　病人对医学知识缺乏了解，对医疗工作的高风险性、高强度、高技术等特点认知不足；同时病人维权意识强、期望值高，认为只要进了医院、花了钱，就要达到预期的结果，一旦疗效不满意或出现其他问题时较易发生护患冲突引发纠纷。

二、护理纠纷的预防

1. 护理人员要学法、知法、懂法，依法行医，维护护患双方的合法权益。规范护理行为以适应当前举证责任倒置、《侵权责任法·医疗损害责任》新形势，在工作中要严格遵守法律、法规、规章制度、操作流程、护理常规，并按要求做好查对记录。在进行各种治疗护理工作前，要认真履行告知义务，维护病人的知情同意权、隐私保护权，必要时履行签字手续。疑为输液、输血、注射、药物等引起不良后果的，要严格按照《医疗事故处理条例》第二章第十七条规定要求保存实物。

2. 转变服务观念，改变服务模式，依章办事，以人为本，尊重病人。护士要站在病人的角度，为病人着想，处处理解、关心病人，更新观念，在诊疗活动中认识到自己的一言一行、一举一动可能会侵害到病人的利益，可能引发护理纠纷。

3. 重视护患沟通，学会沟通技巧。当前临床上绝大部分的护患纠纷是由于护患沟通不良或沟通障碍引起的。因此在工作中，护理人员态度要亲切和蔼，学会察言观色，多了解病人的心理，因人而异，灵活掌握说话的技巧和艺术，避免信口开河。

三、纠纷的处理原则

《医疗纠纷处理办法》对医疗纠纷处理提出四项基本原则。

1. 依法处理原则　在处理医疗纠纷过程中，医患双方必须严格遵守相关的法律法规，依法处理，按章办事。

2. 维护稳定原则　发生医疗纠纷后，各方应首先保障医疗机构工作秩序，不得影响其他病人合法的医疗权利。

3. 公平公正原则　医患双方在处理医疗纠纷过程中应遵循公平、公正原则，既维护病人的合法权益，也要保护医疗机构和医务人员的合法权益。

4. 统一协调原则　发生医疗纠纷后，医院各部门应协调行动，维护医患双方的合法权益和医疗机构正常的工作秩序。

四、纠纷的处理技巧

（一）投诉处理

1. 投诉　依据《医疗投诉管理方法》第二条，投诉是指病人及其家属等有关人员对医院及其工作人员所提供的医疗、护理等服务不满意，以来信、来电、来访等各种方式向医院反映问题，提出意见、建议和要求的行为。投诉是每一个医疗机构都会遇到的问题，是病人对医院管理和服务不满的表达方式，也是医院有价值的信息来源。如何利用处理病人投诉的时机，从而赢得病人的信任，消除病人的不满，对于维护医疗机构的声誉和形象至关重要。

2. 投诉处理技巧

(1)正确对待投诉:在不满的顾客中,只有4%提出投诉,但所有不满的人都会将不满告诉另外的10~20人;被告知者中的13%又继续将这个坏消息传播给另外的10~20人;而得到满意服务的顾客会将他们的经历告诉2~5人;如果投诉的问题得到有效解决,70%的人会成为"回头客";如果问题得到及时有效的解决,95%的人会成为"回头客"。为了留住顾客,必须正确对待和处理投诉问题。

(2)掌握处理投诉的原则:首先,不要忽视任何投诉,接到投诉要积极迅速应对;其次,掌握详情,在投诉升级之前一定要对投诉的问题有全面的了解,做到心中有数,掌握主动权,各人员之间要口径一致;再次,遵守投诉者利益第一原则,处理投诉的人员应该把病人的利益置于首位,局部利益要服从全局利益,稳定投诉者的情绪,通过措施迅速解决投诉事件。

(3)积极应对投诉,掌握投诉处理技巧:对医院来说,正确接待是处理好投诉问题的首要步骤。前来投诉的病人往往会情绪过激,怒火一触即发,这时接待者切莫用不友善、怀疑、批评的眼光对待病人,这种伤害病人自尊的态度会引起病人更大的不满,情绪反弹。因此,应运用以下技巧来应对投诉:①友善的服务态度,稳定投诉者的情绪,避免矛盾的激化。②灵活变通的服务,询问细节并倾听,态度诚恳,不急于做否定或肯定的表态。③医院内部相互补救、相互补台、相互通气提醒。④进行调查,记录投诉者反应的重点问题,汇集有说服力的资料、数据、法规、规范;冷静提问,在交谈中步步深入,了解情况、病人的心理和要求,若发现有错,要敢于面对,真诚道歉,达到妥善解决。

(二)纠纷处理技巧

1. 理解病人感受,稳定病人情绪　接待人员应理解并倾听病人的不满,让病人宣泄,待其抱怨和倾诉不满之后,再做妥善处理或解决。

2. 捕捉有共性、有价值的信息　把注意力放在了解和理解病人的需求上去,并集中考虑如何满足病人的需求,把双方的消极态度变为共同的合作。

3. 换位思考,了解病人的具体情况和真实想法　站在病人的立场上理解其感受和处境,真诚地对他的遭遇并表示同情。弄清事实原委,找出事情起因,从根本原因上采取有效措施。

4. 与病人协商,共同制订解决问题的办法　与有关部门合作跟踪解决问题的过程,同时采取措施改进工作方法,避免同类事件再次发生。

护士服务的对象是只有一次生命的人,珍惜生命,尊重人的健康权利和尊严是护士的天职。护士不仅要有良好的服务态度、高尚的职业道德,而且要有扎实的基础理论、精湛的护理技术、良好的沟通能力以及丰富的心理、社会文化知识,才能为病人提供高质量的护理服务,才能真正赢得同行及病人的信任和尊重,避免或减少护患纠纷的发生。

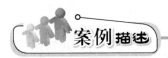

案例描述

病人未经许可私自离院引发的纠纷

一位有机磷农药中毒病人在急诊病房抢救治疗,阿托品化后精神恍惚,瞳孔散大,趁家属不在、护士在给其他病人做治疗时自行外出,不慎被车撞伤,车主送回急诊科。病人家属认为,虽然护士工作很忙,但由于护士的失职造成了精神恍惚病人外出被车撞伤,给病人带来了不可挽回的损失,要求赔偿。值班护士认为自己忙于接收处理新病人,没时间巡视病房,是病人家属没有看管好,致病人擅离病房被车撞伤,应该由家属承担责任。

案例解析

该事件属于护理纠纷，是对住院病人管理不到位，医院因为侵权行为和事实的存在而需要承担赔偿责任。

该例纠纷中，护士的失误造成两个后果：一病人平等医疗权被侵犯；二病人的健康和经济都受到损失。

如果值班护士能将该病人列为病室内重点病人加强管理；能预见到"阿托品化"后精神恍惚病人定向力差、瞳孔散大、视力模糊，存在走失、跌倒等意外事件发生的可能；并且值班护士能及时指导，提醒护理员加强监护，协助看管病人，保证安全；值班护士还应根据本班次工作量情况，如一个人无法完成时应及时报告护士长或启动备班人员共同完成，该事件也许不会发生。

针对本例，当护士值班时应该对病人病情做到心中有数，加强重点病人管理，以提高警惕性，降低医疗护理风险系数，避免护患纠纷。由于病人享有平等医疗权，护士对病人既要一视同仁，也要注意轻重缓急。科室制订护理应急预案，在工作量比较大、危重病人较多的情况下，及时启动备班应急预案，保证临床一线护理工作质量，避免由于护士配置不足而造成对病人侵权事件的发生。做好病人家属的宣教，特殊情况告知后请家属签字为证，让家属参与、共同管理病人，减少意外事件的发生，这也是不可忽视的工作内容。

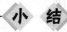

小 结

本章节从服务、护理服务的分类、特性、病人满意度的管理及护理危机、护理纠纷、护理安全管理等方面阐述如何做好病人满意度的管理，防范护理投诉、纠纷事件的发生；学生通过本部分的学习能初步认识到病人满意度的管理时体现现代护理管理的核心，护理人员应具备分析病人需求、尽量满足病人需求的能力；通过本章节的学习学生能够阐述护理服务、护理危机、护理安全、护理纠纷等相关概念，结合案例进行分析，将所学章节知识与临床实践有机的结合。

（叶向红）

 思考与练习

一、选择题

A1 型题

1. 下列**不属于**按服务对象需求分类的是
   A. 基本的服务　　　　　B. 先进设备的服务　　　　　C. 愉悦的服务
   D. 期望的服务　　　　　E. 惊喜的服务

2. 下列符合期望服务特点的是
   A. 必须具备的、理所当然的服务　　　B. 让顾客意想不到的、感到惊喜的服务
   C. 提供的服务比较优秀　　　D. 高超的技术、先进的医院文化、良好的声誉
   E. 产生积极效果的服务

3. 门诊护理服务的宗旨是
   A. 实行 24 小时值班处置和诊疗病人

 笔记

B. 提供生活护理服务,主要满足的基本需求

C. 提供便捷、安全、及时有效的护理服务

D. 提供先进的医疗设备、良好的后勤保障条件

E. 提供舒适美化环境

4. 下列**不属于**护理服务的一般特性的是

A. 无形性　　　　　　　　B. 易消失性　　　　　　　　C. 同一性

D. 不可转让性　　　　　　E. 技术性

5. 下列**不属于**提示性病人标识的是

A. 住院病人的识别腕带　　B. 小心烫伤　　　　　　　　C. 床头卡标识

D. 中心静脉导管标识　　　E. 分级护理标识

6. 下列**不符合**从病人转变为就医顾客的认识转变的是

A. 医护人员可由心理上位改变为心理等位,消除心理上的优越感,多给病人一些平等和关爱

B. 由只限于患病来院就医的服务扩展为全过程的持续服务

C. 被动等待病人上门求医

D. 由就医时短暂联系转变为发动医务人员与顾客建立长期的紧密联系

E. 医院服务职能的转变

7. 下列**不符合**就医顾客心理特点的是

A. 希望药到病除,尽快好转、康复　　　B. 愿意到有熟人的医院就医

C. 希望价格低,透明度高　　　　　　　D. 去技术过硬和条件完善的大医院看病

E. 不惜等候时间追求名医

8. 下列对顾客期望描述**不正确**的是

A. 挂号服务环节分诊准确,反应快

B. 诊疗环节及时、准确、花费少

C. 交费环节账单准确,手续简化、便捷

D. 检查环节等候时间短,报告结果迅速、准确

E. 治疗环节花费少,等候时间短、准确、环境舒适

9. 下列**不是**"危急值(像)"特点的是

A. 结果或数值严重偏离正常值　　　　B. 按常规每天下午报告科室

C. 可能危及病人的生命　　　　　　　D. 需迅速给予临床有效干预措施

E. 是真正落实以病人为中心的行为

10. 下列**不属于**危机特点的是

A. 普遍性　　B. 聚集性　　C. 破坏性　　D. 紧迫性　　E. 意外性

A2 型题

11. 病人男性,65 岁,胰腺癌术后化疗入院,入院后护士将其安排 24 床,家属因忌讳"24"床号数,要求改住别的床位,护士没满足要求,引发护患纠纷。病人没有被关注的需求是

A. 关系心理需求　　　　　　B. 形式需求　　　　　　　C. 质量层面需求

D. 外延需求　　　　　　　　E. 价格需求

12. 一名护士在给一个病情危重的病人吸痰时因吸痰器负压小,就说:"这破玩意儿,早就该淘汰了!"病人家属以抢救措施不到位为由,诉讼医院延误抢救。产生纠纷的主要原因是

A. 护理人员的自我保护意识欠缺、法律意识淡薄　　B. 护理人员负荷太重

C. 操作技术不规范　　　　　　　　　　　　　　　D. 病人难商量

E. 知识欠缺

13. 病人李先生说："我住院两天了,棉被又硬又薄不够暖。问医生护士,他们说不是他们的事,让我找护理员。找护理员又说病人太多了,没有棉被了。今天我衣服脏了,想换一下,又不给换。我觉得很不满意。"护理人员存在的主要问题是

    A. 缺乏同情心,不尊重病人的主诉   B. 弄虚作假,不懂装懂

    C. 服务态度差   D. 工作责任心差

    E. 疲劳

14. 目前各医院开展优质护理服务工作,但有护士认为现在护士人员少无法按优质护理服务要求进行工作,产生这些现象的主要原因是

    A. 护士的服务理念陈旧   B. 护士服务技能欠缺

    C. 护士工作不努力   D. 护士工作态度差

    E. 护士知识缺少

15. 张护士今天分管4个病人,一名老师、一名公务员、两名普通农民。农民对护理人员的健康教育赞不绝口,而老师与公务员却对护理人员的健康教育质量不满,不同病人对同一个护士的评价产生有差异的原因是

    A. 就医顾客知识水平差异,对服务的要求不同

    B. 护理人员对农民病人较少进行健康教育

    C. 护理人员在老师及公务员前较严肃

    D. 农民病人不重视疾病知识

    E. 老师及公务员好学习

A3/A4 型题

(16~18题共用题干)

新加坡一所社区医院的几行字:"我们的目标是——我们要努力寻求人道的精神、最好的技术与技能去治愈、抚慰和照顾新加坡人民,用我们真诚的奉献和爱心去治愈病人受伤的躯体、思想和心灵,我们的存在是为了我们的病人"。

16. 新加坡社区医院的这几行字符合服务标准构建中的

    A. 以工作任务完成与否为导向   B. 以医生的需求为导向

    C. 以医院领导的需求为导向   D. 以顾客期望或要求为导向

    E. 病人家属需求为导向

17. "我们的存在是为了我们的病人"寓意着医护人员医疗服务质量最重要的评价指标是

    A. 工作质量   B. 病人满意度   C. 技术水平

    D. 价格低廉   E. 医疗设备

18. 不同的服务对象期望值不一样,同样的服务对不同的对象会产生不同的满意度,因此我们提供的服务应为

    A. 标准化服务   B. 惊喜服务   C. 期望服务

    D. 提供个性化服务   E. 基本服务

(19~20题题干)

刘女士,68岁,因颈椎病住院。住院后病情稳定,无特殊变化。住院后给予入院宣教,强调住院期间不得擅自离开医院。期间未经医护人员许可,自行回家,在回家途中摔伤,脸部及双手掌着地,致口唇及右手掌擦伤。给予清创缝合,注射破伤风抗毒素、抗生素等治疗,经观察病人伤口愈合良好。

笔记

19. 住院病人自行外出的事件经常发生,各家医院均为这样的事情感到难以管理,值班

护士遇到这种情况的处理方法应为

  A. 病人出具请假单,同意外出

  B. 请求医生同意后让病人外出

  C. 进行有效的宣教,告知住院病人不能擅自离开医院

  D. 外出必须请假,履行告知手续,病房医生、护士了解情况,评估病人能否外后方可准许,途中发生意外事件与医院无关

  E. 病人自行外出,与护士无关

20. 该病人未经医务人员许可自行回家,在回家途中摔伤,此事件发生的主要原因为

  A. 颈椎病可引起头晕发如容易发生其他意外(如摔跤)医务人员不能控制

  B. 病人不遵守医院规章制度、违医行为所致

  C. 值班医生没有及时发现病人外出

  D. 护理部所采取的管理措施不到位

  E. 护士没有及时阻拦

二、思考题

  病人 A,女性,74 岁,因急性上消化道出血、失血性休克、神志不清,由"120"送至急诊科抢救。在抢救过程中病人间断性呕吐鲜血 200ml,给予胃肠减压引出 600ml 血性内容物。根据病情需要输入红细胞悬液扩容,医嘱查血常规、配 2U 红细胞悬液。此时急诊科又收治一位低血糖休克的病人 B,抽取血常规标本。一实习护士匆忙之中将病人 B 标本当做病人 A 标本送检,因检验结果与化验单上的医疗诊断不符,检验师提出怀疑,电话联系当班护士,经查对发现送错标本,病人 A 重抽血标本送检,避免了一起医疗事故的发生。

  请思考:

  1. 此护理风险发生的相关因素有哪些?

  2. 应该怎样改进工作?

笔记

第一章

1. B	2. A	3. A	4. C	5. C	6. A	7. E	8. E	9. A	10. E
11. A	12. B	13. B	14. D	15. D	16. A	17. A	18. C	19. B	20. E

第二章

1. B	2. C	3. E	4. A	5. B	6. C	7. B	8. B	9. D	10. D
11. C	12. D	13. B	14. E	15. C	16. B	17. C	18. C	19. B	20. B

第三章

1. A	2. B	3. D	4. A	5. A	6. D	7. A	8. A	9. E	10. A
11. A	12. C	13. E	14. A	15. E	16. D	17. D	18. B	19. B	20. D

第四章

1. A	2. D	3. A	4. D	5. B	6. A	7. D	8. D	9. E	10. D
11. A	12. C	13. B	14. A	15. C	16. D	17. C	18. C	19. B	20. D

第五章

1. E	2. A	3. D	4. C	5. B	6. B	7. C	8. B	9. C	10. E
11. C	12. C	13. C	14. A	15. B	16. A	17. A	18. C	19. B	20. A

第六章

1. D	2. C	3. E	4. C	5. A	6. B	7. C	8. E	9. E	10. D
11. D	12. D	13. E	14. A	15. A	16. D	17. C	18. E	19. B	20. A

第七章

1. A	2. E	3. C	4. A	5. B	6. C	7. D	8. B	9. C	10. B
11. B	12. A	13. C	14. A	15. A	16. B	17. B	18. B	19. E	20. E
21. D									

第八章

1. B   2. C   3. A   4. E   5. B   6. C   7. B   8. B   9. B   10. A
11. D   12. A   13. A   14. A   15. A   16. D   17. B   18. D   19. C   20. B

中英文名词对照索引

M

参考文献

1. 李继平. 护理管理学. 第 3 版. 北京:人民卫生出版社,2012.

2. 冯国珍. 管理学. 上海:复旦大学出版社,2011.

3. 田静. 三级质控在护理技能培训中的应用. 护理管理,2011,15:959-960.

4. 孟彦苓,尤丽丽. 人性化管理理论在重症监护室家属管理中的应用. 护理研究,2010,24(1):115-118.

5. 李杰,张秋来,盛丽. 管理学原理. 北京:清华大学出版社,2011.

6. 乔忠. 管理学. 北京:机械工业出版社,2012.

7. 段艮芳,王静. 护理管理. 北京:高等教育出版社,2013.

8. 彭幼清. 护理学导论. 北京:人民卫生出版社,2004.

9. 龚惠香. 团体心理咨询的实践与研究. 杭州:浙江大学出版社,2010.

10. 郑承志. 管理学基础. 合肥:中国科学技术大学出版社,2008.

11. 唐春勇. 管理心理学. 北京:中国水利水电出版社,2008.

12. 杨杰. 时间管理. 北京:中国纺织出版社,2003.

13. 林菊英. 医院管理学护理管理分册. 北京:人民卫生出版社,2003.

14. 徐志晶,夏海鸥,徐筱萍,等. 建立上海市护理人员分级和能力标准的研究. 中华护理杂志,2008,43(7):581-584.

15. 肖柳红. 层级管理在临床护理中的应用. 中国实用护理杂志,2006,22(12)上旬版:55-56.

16. 帕特里夏·凯利-海登莎尔. 护理领导与管理. 北京:北京大学医学出版社,2006.

17. 尹姣,张会君,刘涛. 护理人员分层培训教育研究进展. 中国全科医学,2010,13(11A):3576-3578.

18. 万学红,孙静. 现代医学模拟教学. 北京:北京大学医学出版社. 2006.

19. 王凯. 人才资源管理工作技能细化与范本. 北京:企业管理出版社,2009.

20. 朱金树. 绩效管理实战真经. 广州:广东经济出版社,2008.

21. 王桦宇. 人力资源管理实用必备工具箱. rar——常用制度、合同、流程、表单示例与解读. 北京:中国法制出版社,2009.

22. 龚一萍,周凌霄. 人力资源管理. 北京:北京理工大学出版社,2011.

23. 李军,刘建,于丽玲,等. 北京三级医院内部绩效考核与薪酬分配机制期望意向比较研究. 中国医院管理,2011,31(8):19-22.

24. 薛迪. 医院管理理论与方法. 上海:复旦大学出版社,2010.

25. 孙瑞华. 护士绩效考核的探索. 中国误诊学杂志,2010,10(20):21-22.

26. 朱晓红,陈丹丹,张艳. 病房护士绩效考核指标的研究. 中国护理管理,2012,12(2):52-54.

27. 谢宗豹. 医院医学技术人力资源开发与管理. 上海:上海科学技术出版社,2006.

28. 周保利,英立平. 临床路径应用指南. 北京:北京大学医学出版社,2007.

29. 黄金月. 护理实践导论. 北京:人民卫生出版社,2012.

30. 魏嘉仪,章淑娟. 运用个案管理模式于充血性心力衰竭住院病患照护的成效. 台湾志为护理,2010,9(4):71-83.

31. 刘化侠. 护理管理学. 北京:人民卫生出版社,2004.

32. 殷翠. 护理管理与科研基础. 第 2 版. 北京:人民卫生出版社,2011.

33. 斯蒂芬·P·罗宾斯,玛丽·库尔特. 管理学. 第 9 版. 孙健敏,等译. 北京:中国人民大学出版社. 2008.

34. 久米均. 质量经营入门. 马林,译. 北京:中国经济出版社,2009.

35. 詹姆斯. R. 埃文斯,威廉. M. 林赛. 质量管理与质量控制. 第 7 版. 焦叔斌,等译. 北京:中国人民大学出版社,2010.

36. 周玉凤,孙丽波. 对护理质量标准化管理的探讨. 中国医院管理,2010,30(12):80-81.

37. 刘庭芳,刘勇. 中国医院品管圈操作手册. 北京:人民卫生出版社,2012.

38. 张宗久. 中国医院评审实务. 北京:人民军医出版社. 2013.

39. 成翼娟,岳树锦,谷波,等. 护理质量标准及评价体系的研究现状和趋势. 护理管理杂志,2005,5(5):18-20.

40. 刘振华.王吉喜.中国医疗质量建设.北京:北京大学医学出版社,2010.
41. 蔡学联.护理实务风险管理.北京:军事医学科学出版社,2003.
42. 张中南.唤醒医疗.长春:吉林科学技术出版社,2012.
43. 姜小鹰.护理管理理论与实践.北京:人民卫生出版社,2011.
44. 潘绍山.孙方敏.黄始振.现代护理管理学.北京:科学技术文献出版社,2000.
45. 吕淑琴.护理学基础.北京:中国医药科技出版社,2012.